栄養科学シ　　　　ズ

NEXT
Nutrition, Exercise, Rest

人体の構造と機能及び疾病の成り立ち

生 化 学

加藤秀夫・中坊幸弘／編

第2版

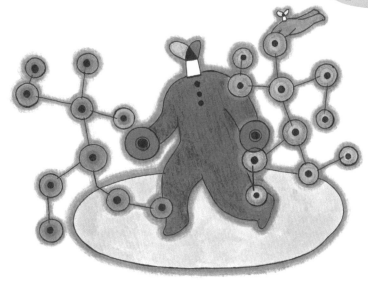

講談社

シリーズ総編集

桑波田雅士　京都府立大学大学院生命環境科学研究科　教授
塚原　丘美　名古屋学芸大学管理栄養学部管理栄養学科　教授

シリーズ編集委員

青井　　渉　京都府立大学大学院生命環境科学研究科　准教授
朝見　祐也　龍谷大学農学部食品栄養学科　教授
片井加奈子　同志社女子大学生活科学部食物栄養科学科　教授
郡　　俊之　甲南女子大学医療栄養学部医療栄養学科　教授
濱田　　俊　福岡女子大学国際文理学部食・健康学科　教授
増田　真志　徳島大学大学院医歯薬学研究部臨床食管理学分野　講師
渡邊　浩幸　高知県立大学健康栄養学部健康栄養学科　教授

執筆者一覧

植村　百江　長崎県立大学看護栄養学部栄養健康学科　講師(4)
大下　健幸　尚絅学院大学　名誉教授(14, 17)
奥野海良人　柴田学園大学生活創生学部健康栄養学科　准教授(1, 18)
加藤　秀夫＊　県立広島大学　名誉教授(7, 13, 16, 20, 21)
金子　一郎　兵庫県立大学環境人間学部食環境栄養課程　准教授(10, 11)
叶内　宏明　大阪公立大学生活科学部食栄養学科　教授(12.2)
佐藤　　厚　元高知県立大学生活科学部生活科学科　教授(19)
下岡　里英　広島女学院大学人間生活学部管理栄養学科　教授(7)
田口　智子　元県立広島女子大学生活科学部健康科学科　助手(12.1, 13)
土路　恭子　元広島ウェルネススポーツ専門学校　非常勤講師(16)
中坊　幸弘＊　京都府立大学　名誉教授(9)
原　　映子　今治明徳短期大学　名誉教授(2)
前田　英雄　鳴門教育大学　名誉教授(3)
増山　悦子　山陽女子短期大学食物栄養学科　非常勤講師(8)
宮本　賢一　龍谷大学農学部食品栄養学科　教授(15)
若林　保良　介護老人保健施設はートふる東山(5, 6)

(五十音順，＊は編者，かっこ内は担当章・節)

第 2 版 まえがき

　生化学は生命の謎を化学で解き明かそうとする学問です．生化学の果たすべき領域が著しく変化し，人々の健康と病の予防に対する責務も重くなりつつあることを感じます．

　本書の特色は，栄養学を重視した生化学を基礎から学べるように工夫されている点です．生化学と栄養学の中心は栄養素の代謝であり，摂取された食べ物が体内でどのような変化を受け，排泄されるかという過程を探究することです．代謝栄養学の包括的理解を深めるために，いかにうまく栄養素の流れとその制御がなされているかを解説しています．

　生化学，栄養学の幅広い知識を身につけることは健康長寿を目指す管理栄養士，栄養士に不可欠です．可能なことを可能にできる生化学，栄養学が大切です．

　25年前に刊行した「生化学」がこのたび大幅な見直しと加筆削除して生まれ変わりました．予防医学の担い手である管理栄養士，栄養士を目指す学生に理解しやすい「生化学」です．

　最後に，この機会だけでなく大変な準備をしていただいた講談社サイエンティフィクの野口敦史氏と神尾朋美氏に深く感謝申し上げます．

　　　2024年4月

編者　加藤　秀夫

中坊　幸弘

栄養科学シリーズ NEXT
刊行にあたって

　「栄養科学シリーズNEXT」は，"栄養Nutrition・運動Exercise・休養Rest"を柱に，1998年から刊行を開始したテキストシリーズです．「管理栄養士国家試験出題基準（ガイドライン）」を考慮した内容に加え，2019年に策定された「管理栄養士・栄養士養成のための栄養学教育モデル・コア・カリキュラム」の達成目標に準拠した実践的な内容も踏まえ，発刊と改訂を重ねてまいりました．さらに，新しい科目やより専門的な領域のテキストも充実させ，栄養学を幅広く学修できるシリーズになっています．

　この度，先のシリーズ総編集である木戸康博先生，宮本賢一先生をはじめ，各委員の先生方の意思を引き継いだ新体制で編集を行うことになりました．新体制では，シリーズ編集委員が基礎科目編や実験・実習編の委員も兼任することで，より座学と実験・実習が連動するテキストの作成を目指します．基本的な編集方針はこれまでの方針を踏襲し，次のように掲げました．

・各巻の内容は，シリーズ全体を通してバランスを取るように心がける
・記述は単なる事実の羅列にとどまることなく，ストーリー性をもたせ，学問分野の流れを重視して，理解しやすくする
・図表はできるだけオリジナルなものを用い，視覚からの内容把握を重視する
・フルカラー化で，より学生にわかりやすい紙面を提供する
・電子書籍や採用者特典のデジタル化など，近年の授業形態を考慮する

　栄養学を修得し，資格取得もめざす教育に相応しいテキストとなるように，最新情報を適切に取り入れ，講義と実習を統合して理論と実践を結び，多職種連携の中で実務に活かせる内容にします．本シリーズで学んだ学生が，自らの目指す姿を明確にし，知識と技術を身につけてそれぞれの分野で活躍することを願っています．

シリーズ総編集　　桑波田雅士
　　　　　　　　　塚原　丘美

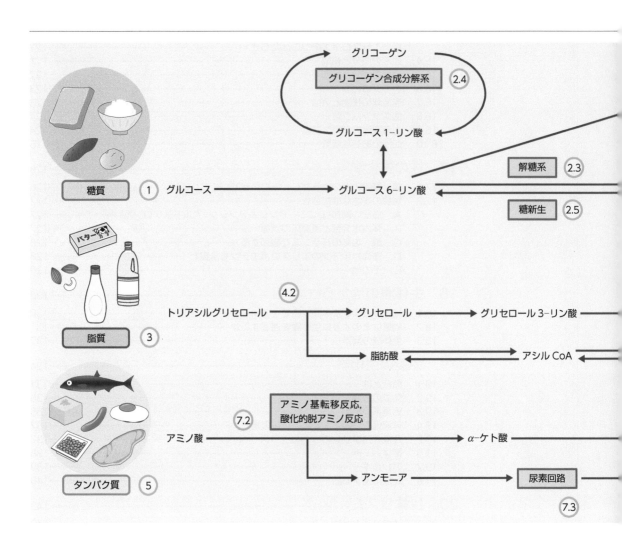

グリコーゲン

グリコーゲン合成分解系 ②.4

グルコース 1-リン酸

糖質 ① グルコース ⟶ グルコース 6-リン酸

解糖系 2.3

糖新生 2.5

脂質 ③

4.2

トリアシルグリセロール ⟶ グリセロール ⟶ グリセロール 3-リン酸

脂肪酸 ⟵ アシル CoA

タンパク質 ⑤

アミノ基転移反応, 酸化的脱アミノ反応

7.2

アミノ酸 ⟶ α-ケト酸

アンモニア ⟶ 尿素回路

7.3

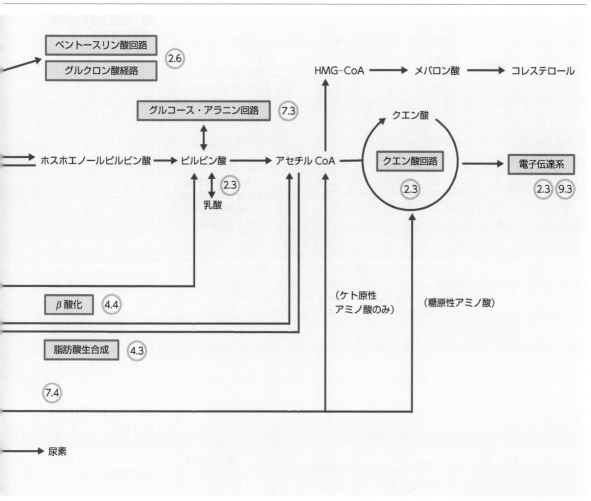

ペントースリン酸回路 (2.6)

グルクロン酸経路

グルコース・アラニン回路 (7.3)

HMG–CoA ⟶ メバロン酸 ⟶ コレステロール

クエン酸

ホスホエノールピルビン酸 ⟶ ピルビン酸 ⟶ アセチル CoA

クエン酸回路 (2.3) ⟶ 電子伝達系 (2.3) (9.3)

(2.3)

乳酸

β 酸化 (4.4)

脂肪酸生合成 (4.3)

(7.4)

(ケト原性
アミノ酸のみ)

(糖原性アミノ酸)

尿素

図　おもなエネルギー代謝
番号はおもに学修する章や節.

●章末問題の解答や資料

https://www.kspub.co.jp/book/
detail/5356418.html
QR コードから直接，または上記
URL の一番下にあるリンクからアク
セスできます.

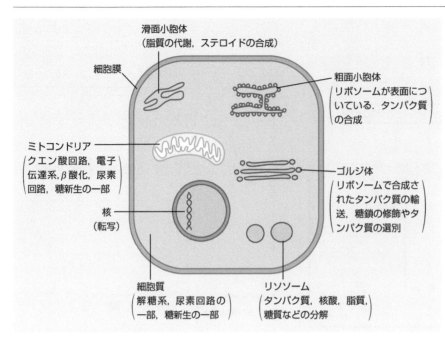

滑面小胞体
（脂質の代謝，ステロイドの合成）

細胞膜

粗面小胞体
リボソームが表面についている．タンパク質の合成

ミトコンドリア
（クエン酸回路，電子伝達系，β酸化，尿素回路，糖新生の一部）

ゴルジ体
リボソームで合成されたタンパク質の輸送，糖鎖の修飾やタンパク質の選別

核
（転写）

細胞質
（解糖系，尿素回路の一部，糖新生の一部）

リソソーム
（タンパク質，核酸，脂質，糖質などの分解）

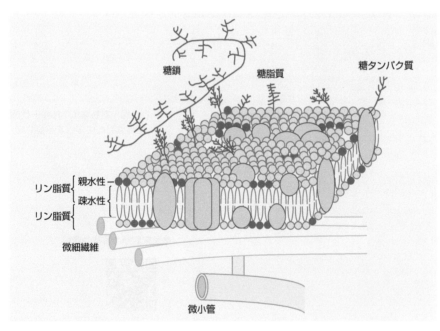

リン脂質の親水性の部分は生体膜の表面に，疎水性の部分は向かい合って内部に位置している．表面には糖タンパク質や，糖脂質の糖鎖が突き出ている．タンパク質は膜に埋め込まれたものと表在性のものに分けられる．

糖鎖

糖脂質

糖タンパク質

リン脂質 { 親水性
　　　　　 疎水性

リン脂質 {

微細繊維

微小管

1. 糖質の化学

　植物が水（H$_2$O）と二酸化炭素（炭酸ガス，CO$_2$）から太陽エネルギーを利用して光合成するグルコース（ブドウ糖）は，根などにデンプンとして蓄えられ，植物体をつくるセルロースを形成している．動物には脂肪（グリセロール部分）とアミノ酸から合成される糖質もあるが，必要な糖質の大部分は植物に由来している．糖質はエネルギー摂取量の 40 〜 60％で，デンプンとスクロース（ショ糖）は糖質の約90％を占め，残りの 10％はグルコース，ラクトース（乳糖）などである．糖質不足によるケトーシス*および筋タンパク質の損失を予防するために，糖質の 1 日摂取量は最低でも 200 g 以上必要である．

＊　ケトン体（3-ヒドロキシ酪酸，アセト酢酸，アセトンなど）が血中で増加した状態のこと．

　糖質の一般式は C$_n$(H$_2$O)$_m$ で炭素（C）に水が結合したかたちで表される．多くのヒドロキシ基（−OH）をもつ糖質は極性の強い分子で，水によく溶ける．糖質は単糖類，少糖類（オリゴ糖），多糖類に分類される．

1.1 | 単糖類

　単糖類は，加水分解によってそれ以上に分解することのできない糖であり，分子内の炭素原子の数と特異的な官能基によって命名される．単糖類はホルミル基（アルデヒド基，−CHO）あるいはカルボニル基（ケトン基，>C＝O）の存在により，アルドースとケトースに二分される．例として，表 1.1 と図 1.1 に示すような糖がある．三炭糖（トリオース）のグリセルアルデヒドとジヒドロキシアセトンは解糖系の代謝過程で生成される（図 2.4）．また，三炭糖，四炭糖（テトロース），五炭糖（ペ

表 1.1　単糖類の分類

炭素数	糖の名称	アルドース	ケトース
3	トリオース	グリセルアルデヒド	ジヒドロキシアセトン
4	テトロース	エリトロース	エリトルロース
5	ペントース	リボース，デオキシリボース	リブロース
6	ヘキソース	グルコース，ガラクトース	フルクトース

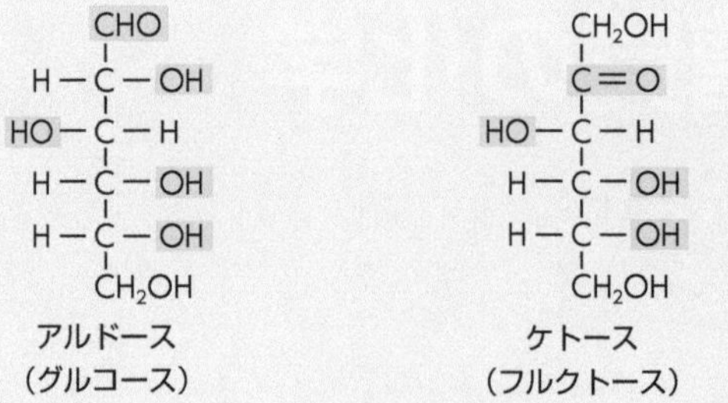

図 1.1　アルドースとケトース
CHO：ホルミル基（アルデヒド基）
C＝O：カルボニル基（ケトン基）
OH：ヒドロキシ基

ントース），および七炭糖はペントースリン酸回路において，グルコースの代謝過程で生成する（2.6 節参照）．ペントースは核酸（10 章で詳述），および NAD$^+$（ニコチンアミドアデニンジヌクレオチド），NADP$^+$（ニコチンアミドアデニンジヌクレオチドリン酸），FAD（フラビンアデニンジヌクレオチド）などの補酵素の重要な構成成分である（8.1C 項参照）．六炭糖（ヘキソース）のグルコース，フルクトース（果糖），ガラクトース，マンノースが栄養学的に重要である（表 1.2）．

NAD：nicotinamide adenine dinucleotide
NADP：nicotinamide adenine dinucleotide phosphate
FAD：flavin adenine dinucleotide

表 1.2　栄養学的に重要な六炭糖（ヘキソース）

	所在	生理的特徴	臨床上の重要性
グルコース	デンプン，セルロースなどの成分で自然界に最も多量に存在する	おもな糖質源で，組織によって消費される	血糖の上昇（高血糖）によって糖尿病患者の尿中に排泄される
フルクトース	スクロースやイヌリンの成分	肝臓でグルコースに変わり，代謝される	とりすぎると脂質異常症を誘発する
ガラクトース	ラクトースの成分	肝臓でグルコースに変わり，代謝される．母乳産生のときは乳腺で合成される．糖脂質や糖タンパク質の構成成分	ガラクトースの代謝が阻害されるとガラクトース血症や白内障が起こる
マンノース	植物マンナンに存在	糖タンパク質の構成成分	

グルコースは水溶液中では環状構造体である

　グルコースを水に溶かしても，たった 0.0025％程度しか直鎖状にならない．単糖は，水溶液中では環状構造をとる．

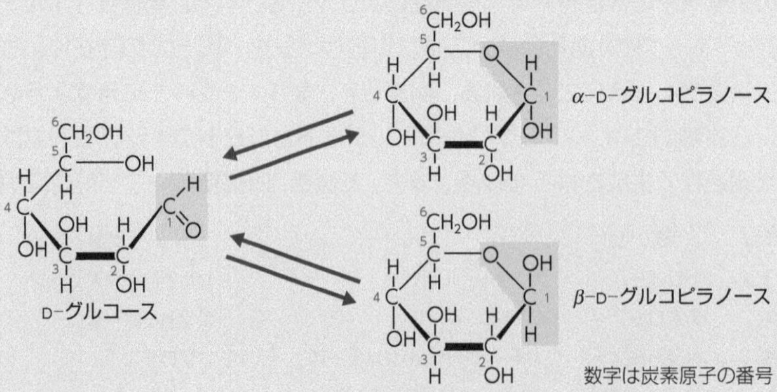

数字は炭素原子の番号

1.2 | 二糖類，少糖類

　単糖のヒドロキシ基(–OH)ともう1つの単糖のヒドロキシ基の間に脱水反応によるグリコシド結合が形成されると二糖になる．二糖類は，構成する単糖に基づいて，命名されている．ヒトの栄養で重要な二糖類はマルトース(麦芽糖)，スクロース，ラクトースである(図1.2)．さらに，単糖が加わると少糖類(オリゴ糖)に，そして最終的に多糖類となる．

(1)マルトース　　デンプンのアミロース，アミロペクチンやグリコーゲンから，唾液，膵液のアミラーゼの作用により生じる．2つのグルコースが α-1,4 グリコシド結合(α1→4結合)している．還元性(+)，発酵性(+)．

(2)スクロース　　スクロースはサトウキビなどに多く，グルコースとフルクトースが α-1,2 グリコシド結合している．還元性(−)，発酵性(+)．

(3)ラクトース　　ラクトースは哺乳類のミルク中のおもな糖質で，カルシウムの腸管吸収を高める．牛乳は 4.5%の，母乳は 7.5%のラクトースを含む．乳児のエネルギー摂取量の約 40%を占める．ガラクトースとグルコースが β-1,4 グリコシド結合している．還元性(+)，発酵性(−)．

図 1.2　二糖類の構造
数字は炭素原子の番号．▢はグリコシド結合，▢は還元性を示す．

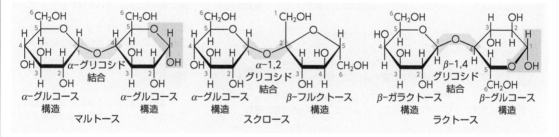

1.3 | 多糖類

　多糖類は，構造的機能と貯蔵エネルギー源として大切であり，生理的なはたらきの違いから，次の3グループに分けられる．

(1)構造多糖類　　細胞や器官，そして生物全体に機械的な安定性を与える．

(2)貯蔵多糖類　　必要なときに単糖を供給する糖質の貯蔵の役割を果たしている．高分子の多糖は浸透圧に影響を与えず，細胞内に大量に貯蔵することができる．

食物繊維と健康

　食物繊維とは，ヒト消化酵素による加水分解を免れて大腸に入り，大腸に入った食物繊維そのものが，または腸内細菌によって発酵を受けた後に，糞便（ふんべん）の柔らかさと嵩（かさ）を増す効果を発揮する炭水化物である．

　食物繊維の多い食事は，胃腸を通過していく間，水分を保持することによって量が増え，より柔らかい便になる．セルロースのような難水溶性食物繊維は大腸機能を促進し，ペクチンのような野菜や果物の水溶性食物繊維は胆汁酸や食事性コレステロールを吸着して，血中コレステロールを低下させる．動物性食物繊維のキトサン（エビ，カニ）には血中コレステロール正常化作用と，血圧上昇を抑制する作用がある．

(3) 含水結合多糖類　　高度に水和されているため細胞や組織を乾燥から守っている．

　同じ単糖から構成された多糖類はホモグリカンといい，異種の単糖から構成された多糖類はヘテログリカンという．双方とも直鎖状もしくは枝分かれした鎖状で存在する．代表的な多糖の特徴と生理的役割について表 1.3 にまとめた．

表 1.3　多糖類の特徴と生理的役割

		構成単糖	分布	生理的特徴
構造多糖類	セルロース	グルコースの β-1,4 結合による重合体	植物細胞壁	腸の蠕動を促し，便通を整える
	キチン	N-アセチルグルコサミンの重合体	昆虫，カニ	節足動物（エビ，カニ）の外骨格をカルシウム，タンパク質とともに形成している
貯蔵多糖類	アミロース	200 ～ 300 個のグルコースが α-1,4 結合で枝分かれせずに鎖のようにつながったもの	穀類	α-アミラーゼ（唾液，膵液）により消化される
	アミロペクチン	グルコースの重合体で α-1,4 結合を主体とし，平均 12 個ごとに α-1,6 結合の分枝をもつ	穀類	β-アミラーゼ（ダイコンに含まれる酵素）によりマルトースの単位で消化分解する
	グリコーゲン	グルコースが α-1,4 結合と α-1,6 結合した重合体で，アミロペクチンと比べてはるかに分枝が多く球状体になる．動物性デンプンともいう	肝臓，筋肉	アミロ-1,6-グルコシダーゼにより消化される
	イヌリン	フルクタン（フルクトースの重合体）である．普通のデンプンと異なり，温水に易溶である	ダリアやキクイモなどの茎や根	腎糸球体の濾過量を生理的に測定するのに使われている
	デキストリン	デンプンの加水分解で低分子化した多糖類．グルコースの重合度は 4 ～ 12 くらい	人工的につくられた低分子デンプン	シクロ（環状）デキストリンは有機化合物と包接物をつくるので，医薬品や香料などの分子カプセルとしての用途がある
含水結合多糖類	アガロース	ガラクトースの重合体	紅藻類，寒天	ヒトは分解酵素がないので利用できない
	ヒアルロン酸	N-アセチルグルコサミンとグルクロン酸のヘテログリカン	硝子体，皮膚などの結合組織	ムコ多糖として組織の構造維持，細菌や毒物の侵入に対する防御的役割を果たしている

このほか糖類には複合糖類がある．複合糖類はタンパク質，脂質，ペプチドなどの化合物が結合した糖類である．

糖質は単糖という基本単位によって構成されている化合物の総称である．単糖はグリコシド結合によりいくつもの単糖と結合でき，その数によって単糖類（1個），二糖類（2個），少糖類（2～9個），多糖類（10個以上）と分類される．生命活動に最も重要な単糖はグルコースである．また，多糖類では，動物におけるグルコースの貯蔵型としてグリコーゲンが，植物ではデンプンが重要である．

問題　糖質に関する記述である．最も適当なのはどれか．1つ選べ．

[創作問題]

(1) ガラクトースは，非還元糖である．

(2) フルクトースは，ケトン基をもつ．

(3) アミロースは，分枝状構造をもつ．

(4) ガラクトースは，スクロースの成分である．

(5) キチンは，グルコースの重合体である．

2. 糖質のはたらきと代謝

2.1 糖質のエネルギーとは

　ヒトは，糖質のデンプンやスクロースなどを毎日約 300 g 食べている．この量は栄養素の中では最も多く，全栄養素摂取量の半分以上に相当する．一方，体内に貯蔵される糖質（主として肝臓と筋肉に蓄えられるグリコーゲン）の量はたいへん少なく，体重のわずか 0.5%程度である．摂取した糖質の多くは，すぐに体内でエネルギー源として消費される．体のどの組織も（特に脳や神経組織，赤血球では）必要なエネルギーをグルコースの酸化によって得ているので，血液中のグルコース濃度（血糖値）はつねに一定のレベルに保つことが必要である．

A. グルコースを酸化するとは

　グルコースを酸化（燃焼）するのは次の反応による．

$$C_6H_{12}O_6 \ + \ 6\,O_2 \ \longrightarrow \ 6\,CO_2 \ + \ 6\,H_2O \ + \ エネルギー$$
（グルコース）　　（吸気）　　　　（呼気）　（代謝水，汗・尿へ）　（ATP）

酸化反応とは，空気中で薪を燃やして焚き火をすることと同じで，細胞の中では薪がグルコースにあたり，空気は呼吸で吸い込んだ酸素（O_2）である．つくられた二酸化炭素（CO_2）は呼気から放出され，水（H_2O）は汗や尿として排泄される．発生したエネルギーは焚き火では熱エネルギーとなって体を暖めてくれるが，細胞では酸化によって高エネルギー化合物である ATP（アデノシン 5′-三リン酸，またはアデノシン三リン酸ともいう）をつくり出す．

ATP : adenosine 5′-triphosphate

B. 化学エネルギーの ATP とは

　ATP とは，アデノシンに 3 個のリン酸が結合したもので，このリン酸が 1 つはずれて ADP（アデノシン 5′-二リン酸，またはアデノシン二リン酸ともいう）になると

ADP : adenosine 5′-diphosphate

図 2.1 ATP とエネ
ルギーの発生
〜は高エネルギーリン
酸結合を示す.
AMP : adenosine 5′-
monophosphate,
アデノシン 5′--リン
酸. アデノシン-リ
ン 酸, ア デ ニ ル 酸
(adenylic acid) とも
いう.

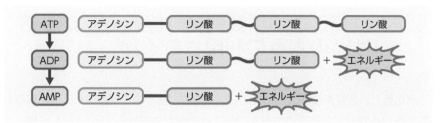

き大きなエネルギーを生じる (図 2.1). このようにリン酸どうしの共有結合に大きなエネルギーをもつものを高エネルギーリン酸結合という. この ATP のエネルギーは, 生きていくためのすべての反応, たとえばタンパク質の合成や物質の輸送, 筋肉運動, 排泄などに必要なエネルギーとして利用される (9章で詳述).

C. 細胞がエネルギーをつくるにはたくさんの酵素の助けが必要

細胞が生きていくための温和な環境 (常温・常圧・中性) を保ちながらグルコースを酸化するには, 多くの酵素の力を借りて, 一連の化学反応を起こしていく必要がある. この一連の反応を代謝経路というが, 糖質の酸化のための代謝経路には

TCA : tricarboxylic acid cycle

解糖系, クエン酸回路 (TCA サイクル, クレブス回路), 電子伝達系 (呼吸鎖) があり, これらの代謝を経て初めてグルコースから ATP のエネルギーを取り出すことができる. 糖質の代謝経路にはこのほかにもグリコーゲン合成分解系, 糖新生, ペントースリン酸回路, グルクロン酸経路 (ウロン酸経路) がある (図 2.2).

図 2.2 グルコースを
めぐる代謝経路
UDP : uridine 5′-di-
phosphate, ウリジ
ン 5′-二リン酸, ウリ
ジン二リン酸
コエンザイムエー
Ｃ ｏ Ａ : coenzyme
A, 補酵素 A またはコ
エンザイム A

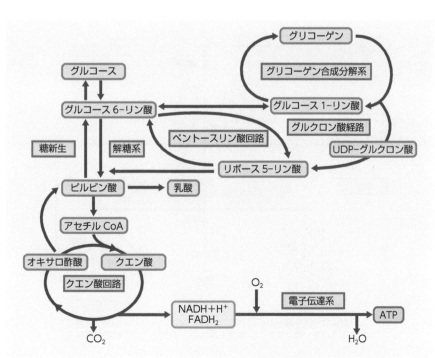

2.2 | 臓器ごとの糖質代謝：吸収された糖質はどのように利用されるか

　消化管で消化酵素によって分解された糖質は，主としてグルコースの形になって小腸から吸収される．このグルコースは門脈[*1]を経由していったん肝臓に入り，一定範囲の血糖値を保ちながら全身に供給される．肝臓は1日数回，大量に入ってくる糖質を一時ストックし，その後，体全体に配分する役割を果たしている．肝臓ではグルコースを酸化してエネルギーを得るほか，糖質不足に対応するためグルコースをグリコーゲンとして蓄えているが，その量は肝臓重量の約6%（100 g）で，半日程度で消費されてしまう．脳ではグルコースを唯一のエネルギー源とするので，血糖を保つことが大切である．40 mg/dL以下の低血糖になると，昏睡や痙れんを起こしたりする．筋肉に取り込まれたグルコースは，酸素（O_2）が十分にあるときは二酸化炭素（CO_2）と水（H_2O）に酸化され，多くのATPを生じる．逆に酸素の供給が足りないと乳酸（$CH_3CH(OH)COOH$）を生じ，ATPの産生量は激減する．このとき生じた乳酸は再び肝臓に戻り，グルコースとなって再利用される[*2]．筋肉に蓄えられるグリコーゲンは，筋肉重量の約0.7%（200 g）であり，筋収縮のエネルギー源としてのみ利用される．また脂肪組織に取り込まれたグルコースは，脂肪酸となり，さらに脂肪となって蓄えられる（図2.3）．

*1　門脈は，消化管に分布する静脈を肝臓に集め，栄養分や有毒物質が直接全身に回ってしまわないように調節・処理するための通路で，肝臓に入る全血液量の80%を占めている．

*2　グルコースから乳酸をつくり，乳酸からグルコースに戻すまでの経路をコリ回路という．

図2.3　糖質の流れと臓器ごとの糖質代謝

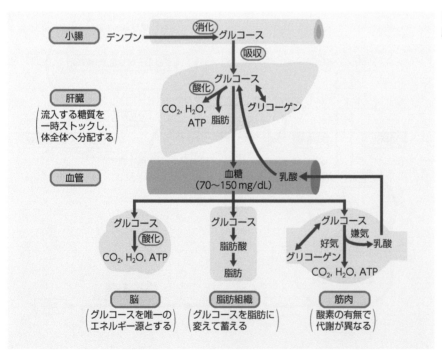

2.3 解糖系とクエン酸回路：どのようにして糖質からエネルギーを得るか

A. 解糖系の反応：酸素なしですばやく ATP をつくるシステム

　細胞内で 1 分子のグルコースから 2 分子の乳酸またはピルビン酸を生じる過程を解糖系という（図 2.4）．この過程は酸素を必要としないので，酸素のない嫌気的条件下で起こり，グルコースから 2 分子のグリセルアルデヒド 3-リン酸を生じるまでの第一段階で 2 分子の ATP を消費し，さらにグリセルアルデヒド 3-リン酸からピルビン酸または乳酸を生じるまでの第二段階で 4 分子の ATP を得ることから，正味 2 分子の ATP ができることになる．解糖系には細胞質にある 11 の酵素の反応が関与している（図 2.4，酵素反応については 8 章で詳述）．

　酸素の供給が十分にあるときは，解糖系で生じたピルビン酸はアセチル CoA（アセチル補酵素 A）を経てクエン酸回路に入り，酸化を受け，さらに多くの ATP をつくる．しかし，ミトコンドリアをもたない赤血球や，急激な筋肉運動で酸素が不十分なときには，乳酸が増える．このとき筋肉に蓄積した乳酸は筋肉疲労の原因になる．

　解糖系の反応速度を調節しているのはヘキソキナーゼ（グルコキナーゼ），ホスホフルクトキナーゼ，ピルビン酸キナーゼの 3 つの酵素であり，いずれも不可逆反応である．

B. クエン酸回路の反応

*1　この酵素複合体の反応には多くの補酵素，チアミンピロリン酸，FAD, NAD$^+$, CoA を必要とする．

　解糖系で生じたピルビン酸は，酸素のある好気的条件下で，ミトコンドリアに入り，ピルビン酸デヒドロゲナーゼ複合体[*1] のはたらきによりアセチル CoA となる．このとき 1 分子の二酸化炭素（CO_2）と 1 分子の NADH（還元型 NAD）ができる．続いてアセチル CoA はクエン酸回路に入り，2 分子の CO_2 と 3 分子の NADH と 1 分子の $FADH_2$（還元型 FAD）を生じる（図 2.5）．クエン酸回路の反応速度を調節するのは，クエン酸シンターゼ[*2] と α-ケトグルタル酸デヒドロゲナーゼである．

*2　シンターゼ，シンテターゼは合成反応を触媒する酵素である．ATP などの高エネルギー化合物を使わない酵素をシンターゼといい，使う酵素はシンテターゼという．

C. 電子伝達系と酸化的リン酸化

*3　NADH や $FADH_2$ を酸化しながら，ADP をリン酸化し，ATP が生じる ATP 産生を酸化的リン酸化という．

　生じた NADH および $FADH_2$ はミトコンドリアのクリステにある電子伝達系において，フラビンタンパク質やユビキノン（Ｃｏ Ｑ），シトクロムなどにより酸化・還元を繰り返しながら，最終的に酸素（O_2）と化合して水（H_2O）と多量のエネルギーが生じる．このとき，エネルギー放出の大きい 3 か所で ATP が生じる[*3]．

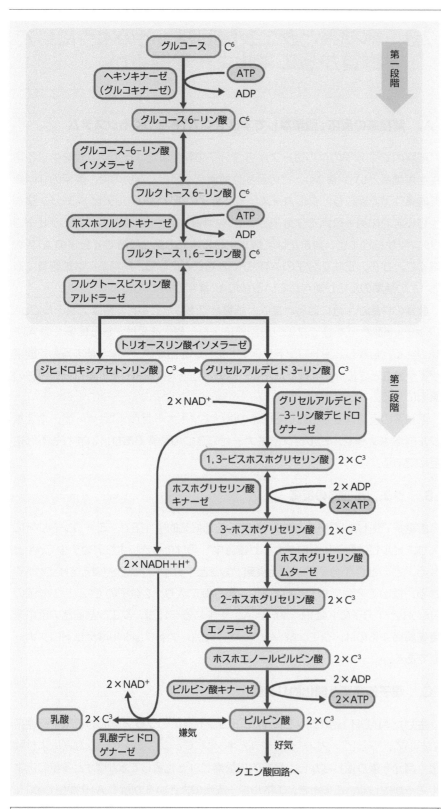

図 2.4　解糖系の反応
C の数字は炭素の数.

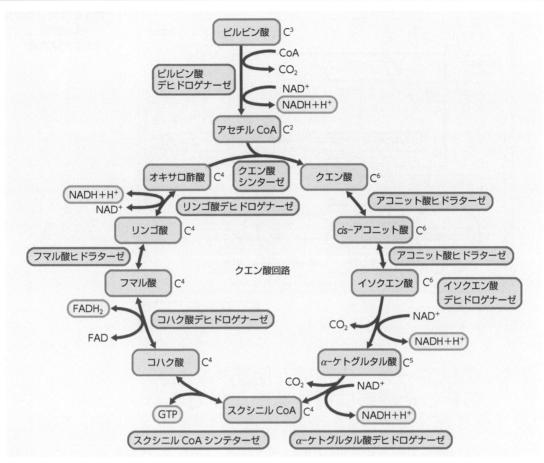

図 2.5　クエン酸回路の反応

C の数字は炭素の数. GTP: guanosine 5′-triphosphate, グアノシン 5′-三リン酸, グアノシン三リン酸

1 分子の NADH からは 2.5 分子の ATP が生じ，1 分子の $FADH_2$ からは 1.5 分子の ATP が生じる．このように電子伝達系は，酸化・還元の繰り返しによってエネルギーの放出を徐々に行うことにより，そのエネルギーを利用してなるべく効率よく ATP をつくろうとするシステムである．

D.　1 分子のグルコースからどれだけの ATP ができるか

　グルコース 1 分子が好気的条件下で，解糖系，クエン酸回路，電子伝達系を経て完全に酸化されて二酸化炭素と水になると，合計 32 個（または 30 個）の ATP を生じることになる（図 2.6）*．このように細胞内でのグルコースの酸化はたいへん多くの酵素反応を必要とするにもかかわらず，エネルギー効率のよいシステムである．

* 解糖系で生じた 2 NADH は，肝臓や心臓ではリンゴ酸-アスパラギン酸シャトルを介して 5 ATP，その他の細胞では，グリセロールリン酸シャトルを介して $FADH_2$ となり 3 ATP を生じる．

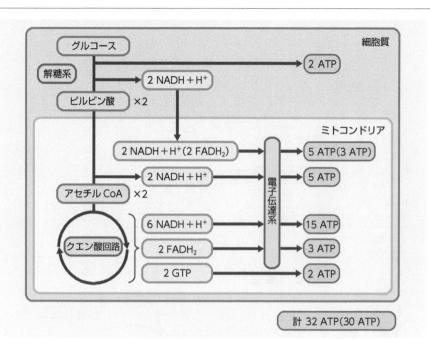

図 2.6　1 分子のグルコースの酸化によってできる ATP の量

2.4 | グリコーゲンの合成と脂肪への転換： あまった糖質は蓄えることができる

　グルコースは必要なエネルギーを得るために，酸化によって ATP をつくっているが，必要量の ATP がすでにある場合にはクエン酸回路のはたらきは抑制される．このとき，余剰のグルコースはグリコーゲンとして，おもに肝臓や筋肉に貯蔵される．肝臓に蓄えられたグリコーゲンは血糖値が低下するとグルコースに分解されて血糖となるが，筋肉に蓄えられたグリコーゲンは分解されても血糖になることはなく，筋肉細胞のエネルギー源として利用される．これは筋肉に糖新生のグルコース–6–ホスファターゼがないためである．グリコーゲンの合成と分解は別々の酵素反応によって行われる (図 2.7)．

　貯蔵されるグリコーゲンの量には限りがある*ので，それ以上の糖質を摂取すると，あまったアセチル CoA から脂肪酸がつくられる．またグリセロールも解糖系の中間体であるグリセロール 3–リン酸からつくられ，余剰の糖質は脂肪になって蓄えられることになる．

＊　成人男性の肝臓重量を約 1.8 kg とした場合，糖質重量%は 5 〜 8%．成人男性の筋肉重量を約 16 kg とした場合，糖質重量%は 1%程度．

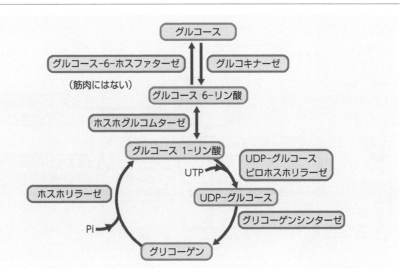

図 2.7　グリコーゲンの合成と分解
UTP : uridine 5′-triphosphate，ウリジン 5′-三リン酸，ウリジン三リン酸
Pi : inorganic phosphate，無機リン酸．IP と記す．リン酸は生体では有機分子に結合しているため，これらと対比させるための表現．

2.5 ｜糖新生：糖質不足をどのように補うか

　絶食などで糖質の供給が不足すると，生体は血糖を維持するために，グルコース以外のものからグルコースをつくり出す．これを糖新生という．その材料となるのは糖原性アミノ酸(7.4C 項参照)や乳酸，グリセロールである．糖新生は肝臓と腎臓で行われる．糖新生はほとんどが解糖系の逆反応であるが，3 か所だけが不可逆反応である．この不可逆反応の進み方で糖新生の速度が調節されるので，これにかかわる 4 つの酵素を律速酵素という (図 2.8)．すなわち，ホスホエノールピルビン酸からピルビン酸への反応は不可逆なので，ピルビン酸はピルビン酸カルボキシラーゼにより，いったんオキサロ酢酸になり，次いでホスホエノールピルビン酸カルボキシキナーゼによりホスホエノールピルビン酸となる．また，フルクトース-1,6-ビスホスファターゼとグルコース-6-ホスファターゼの反応も不可逆である．

2.6 ｜ペントースリン酸回路，グルクロン酸回路：糖質のその他のはたらき

A.　核酸や脂肪酸の合成に欠かせないペントースリン酸回路

　グルコースからリボース 5-リン酸と NADPH (還元型 NADP)を生成する代謝系をペントースリン酸回路という．リボース 5-リン酸は核酸(核酸については 10 章

図 2.8　糖新生による
血糖の維持

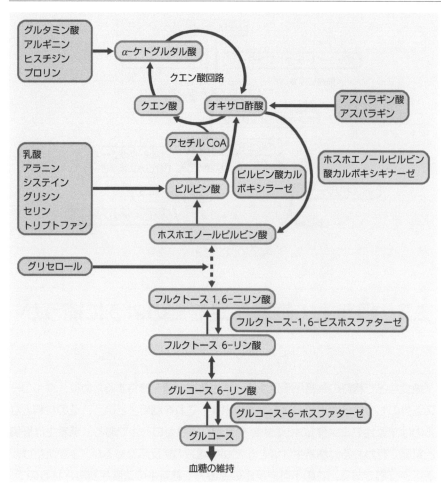

で詳述) の構成成分である五炭糖として，また NADPH は脂肪酸やステロイドや核酸の合成に重要であるので，脂質や核酸合成のさかんな肝臓や脂肪組織，副腎皮質，乳腺などでペントースリン酸回路の活性が強い (図 2.2).

B.　解毒にかかわるグルクロン酸経路 (ウロン酸経路)

　グルクロン酸経路でつくられる UDP−グルクロン酸は，生体毒や胆汁色素ビリルビンとグルクロン酸抱合体をつくり，尿中や胆汁中に排泄(はいせつ)するはたらきをもっている．また関節液や軟骨，硝子体(しょうしたい)などのゲル成分である多糖類のヒアルロン酸，コンドロイチン硫酸や血液凝固作用をもつヘパリンの構成糖としてもはたらいている．ヒト，サル，モルモット以外の動物では，この回路で生じるグルクロン酸を経て，アスコルビン酸 (ビタミン C) を合成するが，ヒトでは合成できないので，野菜や果物からのビタミン C 摂取が必要である．

2.7 ホルモンによる血糖の調節：血糖を保つしくみ

　食事をしてたくさんの食べ物が一度に体内に吸収されても，絶食して食べ物が入ってこなくても，血糖値は 70 ～ 150 mg / dL の範囲で保たれている．この血糖の調節には，いくつかのホルモンや神経系がかかわっている．

A. 血糖が上がりすぎたときの調節

　血糖が上昇すると，膵臓のランゲルハンス島 B 細胞（膵島 β 細胞）から分泌されるインスリン（15.6 節参照）が各組織へのグルコースの取り込みや利用を促進させる．肝臓ではグリコーゲンの合成を高め，分解や糖新生を抑制して，血糖を下げるはたらきをする．

　このインスリンの作用がうまくはたらかないと，高血糖が続き，腎臓の尿細管での再吸収閾値を超えると，尿糖が出現する（図 2.9）．

B. 血糖が下がりすぎたときの調節

　血糖が低下すると，膵臓のランゲルハンス島 A 細胞（膵島 α 細胞）から分泌されるグルカゴンが肝臓に蓄えられていたグリコーゲンの分解を促進し，糖原性アミ

図 2.9　ホルモンによる血糖の調節システム

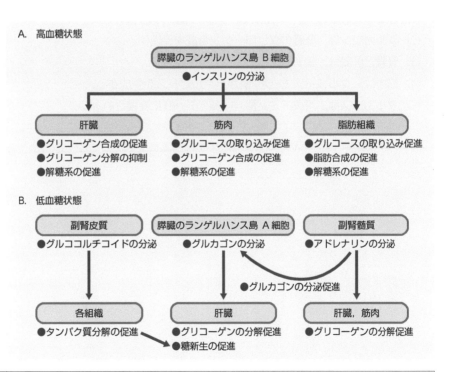

ノ酸や乳酸からの糖新生を高めることにより，血糖値を上げる．このとき，副腎皮質から分泌されるグルココルチコイドは体タンパク質の分解を亢進して糖新生の材料であるアミノ酸を肝臓へ送るはたらきをする．また，副腎髄質から分泌されるアドレナリン (15.7節参照) は肝臓や筋肉のグリコーゲンの分解を高めると同時に，グルカゴンの分泌を促進するはたらきもある (図2.9)．

　糖質は私たちが生きてゆくために重要なエネルギー源である．個々の細胞へ適切な量のグルコースを供給するためには血糖値を一定範囲に保つことが大切であり，そのためにグリコーゲン合成・分解系や糖新生などの代謝システムがはたらいている．そしてこれらの代謝システムのはたらき具合は，ホルモンによってうまく調節されている．

　細胞に取り込まれたグルコースからどのようにしてエネルギー (ATP) を得るかは，糖質代謝のたいへん重要なポイントである．細胞はたくさんの酵素に助けられてグルコースを酸化し，生きるためのエネルギーを得ているのである．

問題　糖質の代謝に関する記述である．最も適当なのはどれか．1つ選べ．

[創作問題]

(1) 赤血球における ATP の産生は，クエン酸回路で行われる．

(2) グルカゴンは，肝臓のグリコーゲン合成を促進する．

(3) 腎臓と肝臓は，糖新生を行う．

(4) 筋肉は，グルコース 6-リン酸からグルコースを生成する．

(5) グルコースは，可欠アミノ酸 (非必須アミノ酸) に変換されない．

3. 脂質の化学

　脂質とは，水に溶けにくいがエーテル，クロロホルム，ヘキサンのような有機溶媒に溶ける性質をもつ生体成分あるいは食品成分の総称である．脂質の摂取により脂肪酸や脂質に溶けている脂溶性ビタミンやカロテノイドの供給源にもなる．脂質は生体内では脂肪組織に貯蔵され，他の栄養素 (タンパク質，糖質) に比べて高いエネルギーをもっている．一方，血液中の脂質はタンパク質と結合した複合脂質 (リポタンパク質) として運搬代謝され，肥満や動脈硬化などの予防や治療の面でも重要な役割を果たしている．

3.1 脂質と脂肪は異なる

　脂質 (lipid) は，主として単純脂質，複合脂質，誘導脂質に分類される．慣用的に "脂肪 (fat)" といわれているものは学術的には単純脂質の主成分である中性脂肪 (特にトリアシルグリセロール*) を意味していることが多い．本書では脂肪としたときはおもにトリアシルグリセロールをさす．

* トリグリセリドともいう

(1) **単純脂質**　脂肪酸が高級アルコールあるいはグリセロールと結合した形のエステルで，中性脂肪とロウなどがある (図 3.1)．

(2) **複合脂質**　脂肪酸とグリセロールのエステルにリン酸，窒素化合物，糖質などが結合したもので，リン脂質，糖脂質，その他の複合脂質 (リポタンパク質) などがある．

(3) **誘導脂質**　単純脂質，複合脂質の加水分解物やステロイド化合物，そのほ

図 3.1　単純脂質の構造 (例：トリアシルグリセロール)
数字は炭素原子の番号，R^1, R^2, R^3 はアルキル基．

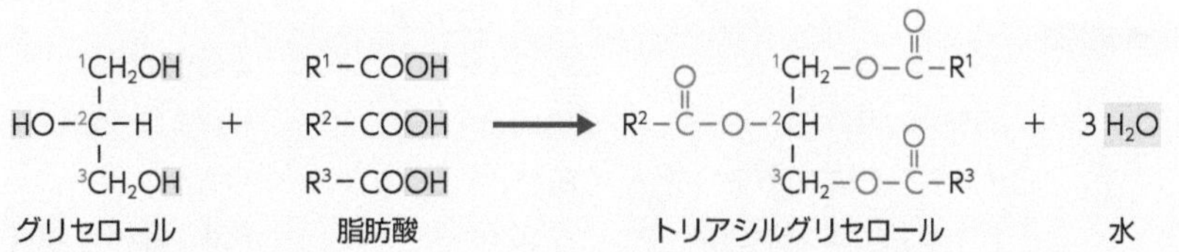

$$\overset{1}{C}H_2OH \quad\quad R^1-COOH$$
$$HO-\overset{2}{C}-H \quad + \quad R^2-COOH \quad\longrightarrow\quad R^2-C-O-\overset{2}{C}H \quad + \quad 3\,H_2O$$
$$\overset{3}{C}H_2OH \quad\quad R^3-COOH$$

グリセロール　　　　　脂肪酸　　　　　　　トリアシルグリセロール　　　　水

か微量の炭化水素，脂溶性ビタミン，ホルモンなどが含まれる．

3.2 | 魚油の脂肪酸による血栓予防

脂肪酸は体内ではおもにアルコールと結合した状態（エステル型）で存在するが，空腹時の血液中で運搬されるときのようにエステル化されていない遊離脂肪酸もある．大部分の脂肪酸は，炭素数 2 の物質を単位として合成されているため偶数個の炭素をもっている．体内では炭素数 16, 18, 20, 22 をもつ脂肪酸が多い*．また，脂肪酸は分子内に二重結合（不飽和結合ともいう）をもたないもの（飽和脂肪酸）ともつもの（不飽和脂肪酸）に分けられる（表 3.1）．

(1) 飽和脂肪酸　炭素数が多くなるにつれて水に溶けにくくなり，融点は上昇する．飽和脂肪酸を多く含むカカオ脂や牛脂は常温で固体（脂（あぶら），fat）になる．人体にはパルミチン酸とステアリン酸が多く，乳脂肪には炭素数の少ない脂肪酸が多い．

(2) 不飽和脂肪酸　二重結合を 1 個含む一価不飽和脂肪酸（モノ不飽和脂肪酸）や2 個以上含む多価不飽和脂肪酸（高度不飽和脂肪酸）があり，常温で液体（油，oil）の植物油や魚油に多く含まれる．天然の不飽和脂肪酸は二重結合のところで 120°折れ曲がるので，高度不飽和脂肪酸は U 字型になっていて膜脂質の機能や構造に重要な意味をもつ（図 3.2 のリノール酸）．

リノール酸や α-リノレン酸は体内で合成できないので食物からとらなければならないが，通常の食事で欠乏することはまれである．魚油に含まれる IPA（イ

*　炭素数が 6 未満を短鎖脂肪酸，6 ～ 12 を中鎖脂肪酸，13 以上を長鎖脂肪酸という．また，22 以上を超長鎖脂肪酸または極長鎖脂肪酸ということもある．

IPA : icosapentaenoic acid

表 3.1　食品や体に含まれるおもな飽和脂肪酸と不飽和脂肪酸

	慣用名	炭素数：二重結合の数	所在
飽和脂肪酸	カプリル酸（オクタン酸）	C8：0	乳脂
	カプリン酸（デカン酸）	C10：0	乳脂
	ラウリン酸	C12：0	パーム油，乳脂
	ミリスチン酸	C14：0	パーム油，乳脂
	パルミチン酸	C16：0	動植物油脂
	ステアリン酸	C18：0	動植物油脂
不飽和脂肪酸	パルミトレイン酸	C16：1（n-7）	動植物油脂
	オレイン酸	C18：1（n-9）	動植物油脂
	リノール酸	C18：2（n-6）*1	植物油
	γ-リノレン酸	C18：3（n-6）	植物油（月見草油）
	アラキドン酸	C20：4（n-6）	動物リン脂質
	α-リノレン酸	C18：3（n-3）	植物油（シソ油）
	イコサペンタエン酸（IPA）*2	C20：5（n-3）	魚油
	ドコサヘキサエン酸（DHA）	C22：6（n-3）	魚油，脳のリン脂質

*1　脂肪酸の場合，カルボキシ基（−COOH）の炭素を C-1 とし，末端メチル基（−CH$_3$）の炭素を n 炭素という．n - 6（エヌマイナスロク）とはメチル末端から 6 番目の炭素に最初の二重結合があるという意味で，そこから二重結合の数だけカルボキシ基側に 3 炭素おきの炭素が二重結合をしていることを示す（図 3.2 のリノール酸参照）．ω6（オメガ）と表記することもある．

*2　エイコサペンタエン酸（EPA : eicosapentaenoic acid）から名称変更された．

図 3.2　脂質に含まれる成分

数字は炭素原子の番号.

PGE$_2$: prostaglandin E$_2$

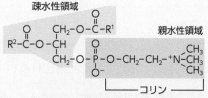

疎水性領域

親水性領域

ホスファチジルコリン（レシチン）
（コリンの部分が他の塩基に変わると別のリン脂質）
（R^2 は不飽和脂肪酸が多い）

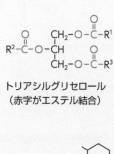

トリアシルグリセロール
（赤字がエステル結合）

リノール酸（C18 : 2, n-6）
（二重結合で折れ曲がる）

コレステロール（動物性ステロール）
（3-OH に脂肪酸が結合したのが
エステル型コレステロール）

プロスタグランジン E$_2$（PGE$_2$）
（アラキドン酸より合成される）

β-シトステロール
（植物性ステロール）

コール酸
（コレステロールより合成される）

DHA : docosahexa-enoic acid

PG : prostaglandin

＊　化学反応で，ある物質が生成する前段階の物質のこと.

コサペンタエン酸）や DHA（ドコサヘキサエン酸）は，医学的，栄養学的に注目されているが，酸化されやすいという欠点もある. また，高度不飽和脂肪酸はプロスタノイド（プロスタグランジン（PG）など）やロイコトリエンなどの前駆体＊としても重要な役割を果たしている．これらの関連物質は多種類知られており，血管，血小板，気管支，子宮などにホルモンのような作用をし，組織の収縮や拡張など生理学的，薬理学的に重要なはたらきをしている.

3.3 蓄えられた中性脂肪は空腹時に使われる

　多くの食物や人体内に含まれる脂質の中では，中性脂肪（特にトリアシルグリセロール）が最も多い．過剰に食物を摂取すると，栄養素は代謝されて中性脂肪に変えられ皮下組織や内臓組織間に貯蔵されるため，肥満や脂質異常症（高脂血症）

の原因になる。大部分の中性脂肪はグリセロールに3つの脂肪酸がエステル結合（-COO-）したトリアシルグリセロールであり，脂肪酸の貯蔵物質でもある。体内の中性脂肪は，空腹時や他の栄養素が利用できないときに分解され，結合している脂肪酸がβ酸化されて利用される（4.4B項参照）。

3.4 仲をとりもつリン脂質

リン脂質は細胞膜に最も多く含まれる複合脂質で，その構成成分の違いによりホスファチジルコリン（慣用名レシチン），ホスファチジルエタノールアミン，スフィンゴミエリンなどがある。中でもレシチンは食物や人体内で最も多く，その中に含まれるコリン（図3.2）は神経伝達，脂肪肝の予防や体内の化学反応で必要なメチル基（-CH₃）を貯蔵するうえで重要である。リン脂質は分子内に油に溶ける部分（疎水性あるいは親油性）と水に溶ける部分（親水性）の両方の性質（両親媒性）をもっており乳化作用が強い。レシチンはチョコレート，マヨネーズ，アイスクリーム，菓子類などの食品加工にも利用されている。

糖脂質もまた細胞膜の構成成分であり，セレブロシドやガングリオシドなどがある。

3.5 リポタンパク質は脂質が詰まった大福餅*

食物として摂取した脂質は，胆嚢から分泌される胆汁の乳化作用（界面活性剤でもある）と膵臓から分泌される酵素のリパーゼやホスホリパーゼの作用により消化分解後，リンパ管を介して吸収される。しかし，水に溶けない脂質（疎水性）が肝臓や各臓器にエネルギー源として，また，細胞の構成成分として運搬されるためには，血液中で溶けた状態を保つ必要がある。そのため血液中の脂質は，肝臓

＊ リポタンパク質を大福餅にたとえると，内側のあんの部分が水に溶けない脂質（中性脂肪やコレステロールエステル）で，外側の餅の部分が親水性のあるアポリポタンパク質やリン脂質で構成されている。また，キロミクロン（カイロミクロン）はあんが大部分で餅の部分が非常に薄く，HDLは逆に餅の部分があんより多くなっている。
HDL: high density lipoprotein

リン脂質の乳化力

アメンボが川や池で浮かんでいられるのは，足の下から分泌している脂肪酸の表面張力のおかげである。アメンボの浮かんでいる群れに向かって，マヨネーズの空き容器に水を入れて混ぜたものを振りかけると，沈んで溺れてしまう。これは，マヨネーズ中に含まれる卵黄リン脂質（主としてレシチン）の乳化力のためにアメンボの足の脂肪酸が乳化され，表面張力がなくなり，自分の重さに耐えられなくなったからである。

---

　　　　　　　　　　　　　　　　　　　　　3. 脂質の化学

表3.2 ヒト血漿中のリポタンパク質

CM : chylomicron
VLDL : very low density lipoprotein
[資料 : D. Voet, J. G. Voet, ヴォート生化学第4版, 東京化学同人 (2012)]

	密度 (g/mL)	直径 (nm)	起源	組成 (%)			
				中性脂肪	リン脂質	コレステロール	タンパク質
キロミクロン (CM)	< 0.95	75 ～ 1,200	小腸	84 ～ 89	7 ～ 9	1 ～ 3	1.5 ～ 2.5
超低密度リポタンパク質 (VLDL)	0.95 ～ 1.006	30 ～ 80	肝臓, 小腸	50 ～ 65	15 ～ 20	5 ～ 10	5 ～ 10
低密度リポタンパク質 (LDL)	1.019 ～ 1.063	18 ～ 25	VLDL	7 ～ 10	15 ～ 20	7 ～ 10	20 ～ 25
高密度リポタンパク質 (HDL)	1.063 ～ 1.21	5 ～ 12	肝臓, 小腸, キロミクロン	3 ～ 5	20 ～ 35	3 ～ 4	40 ～ 55

LDL : low density lipoprotein

LCAT : lecithin cholesterol acyl transferase

や小腸で合成された特定のタンパク質（アポリポタンパク質）やリン脂質と結合することにより親水性を保っている. このような脂質とアポリポタンパク質の複合をリポタンパク質という.

血液中ではリポタンパク質は球状として存在しており, その大きさと密度で4種類に分けられている（表3.2）. それぞれのリポタンパク質には固有のアポリポタンパク質が結合していて, リポタンパク質全体の代謝や機能に重要な役割を果たしている. 血中リポタンパク質のうち, LDL（低密度リポタンパク質）はコレステロールが多く, コレステロールを運搬, 供給するリポタンパク質である. 一方, HDL（高密度リポタンパク質）はレシチンコレステロールアシルトランスフェラーゼ（LCAT）を含むリポタンパク質であり, 血管壁のコレステロールと結合し, 余分なコレステロールを取り除くことから動脈硬化を防ぐリポタンパク質として知られている.

3.6 性ホルモンはコレステロールからつくられる

* コレステロールは小腸で食物から吸収されるほかに, おもに肝臓でつくられる. アセチル CoA から HMG-CoA, メバロン酸などを経て, コレステロールが合成される. 血中のコレステロールを下げるために使われる HMG-CoA 還元酵素阻害薬は, HMG-CoA からメバロン酸が合成されるときにはたらく HMG-CoA 還元酵素を阻害する.

誘導脂質に含まれるステロイド化合物の中でヒトや動物に最も多く見られるのはコレステロールである*. コレステロールは胆汁酸, 副腎皮質ホルモン, 性ホルモンの原材料としても重要な役割を果たしている. また, 細胞膜の成分としても重要な役割をもつ. コレステロールが細胞膜に挿入されることにより膜の流動性を適度に保つことができる. しかし, コレステロールを多く含む動物性食品の多量摂取や体内での代謝異常により動脈硬化が引き起こされることが指摘されている. 植物性食品の中にはコレステロールはないが, エルゴステロール（ビタミン D_2 の前駆体）, β-シトステロールなどの植物ステロールが存在する. しかし, 植物ステロールの吸収率は一般に低い.

3.7 脂質も酸化により腐る

多くの脂質にはその構成成分として脂肪酸がエステル結合（-COO-）しているが，脂肪酸は，酸素，光，金属イオンにより酸化反応（過酸化）を受け，過酸化脂質（マロンジアルデヒドやヒドロペルオキシド）を生成する（図3.3）．生じた過酸化脂質は食物の劣化（酸敗）の原因となるばかりでなく，体内ではがん，炎症，老化の原因にもなる．二重結合の多い高度不飽和脂肪酸は飽和脂肪酸に比べて酸化されやすい．しかし，不飽和脂肪酸を多く含む植物油は動物油に比べて酸化されにくい．これは植物油にはビタミンEやカロテノイドなど抗酸化物質が多く含まれるからである．生体内では抗酸化物質以外にも，カタラーゼ，ペルオキシダーゼ，スーパーオキシドジスムターゼなどの酵素により過酸化脂質を分解する安全機構がある．

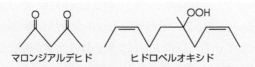

マロンジアルデヒド　　ヒドロペルオキシド

図3.3　脂肪酸の酸化物（過酸化脂質）

　脂質を構成する成分は，生体内でエネルギー源や細胞の構成成分として重要なはたらきをしている．しかし，脂質の酸化やコレステロールを多く含むリポタンパク質（LDL）は生体にとって悪影響をおよぼすことが明らかになっており，食物として摂取する脂質の質と量が重要である．

問題　脂肪酸に関する記述である．最も適当なのはどれか．1つ選べ．

[第37回管理栄養士国家試験問題18]

(1) 脂肪酸は，カルボキシ基をもつ．

(2) 脂肪酸は，二重結合が多くなるほど酸化を受けにくい．

(3) カプリル酸は，長鎖脂肪酸である．

(4) リノール酸は，体内で合成される．

(5) オレイン酸は，飽和脂肪酸である．

4. 脂質のはたらきと代謝

4.1 脂肪はどのような役割を果たしているか

A. 脂肪の構造

　脂肪とは中性脂肪（特にトリアシルグリセロール）のことをさし，グリセロールに脂肪酸が3つエステル結合したグリセロールの脂肪酸エステルのことである．トリアシルグリセロールに結合している脂肪酸は，一般に，炭素数が16のパルミチン酸，炭素数18のステアリン酸およびオレイン酸が多く含まれている．トリアシルグリセロールから脂肪酸が1つ除かれたものがジアシルグリセロール（ジグリセリドともいう），2つ除かれたものがモノアシルグリセロール（モノグリセリドともいう）である（図4.1）.

　脂肪は人体を構成している成分の中で水分に次いで多い成分である（図4.2）.脂肪が体重に占める割合，すなわち体脂肪率は，正常な成人男性で15〜20%，成人女性で20〜25%である．

B. 脂肪は効率のよいエネルギー貯蔵物質である

　脂肪のおもな生理的役割はエネルギーの貯蔵である．高等動物のエネルギー貯蔵物質としてはグルコースを成分とするグリコーゲン（2.4節参照）と脂肪がある

図4.1　アシルグリセロール

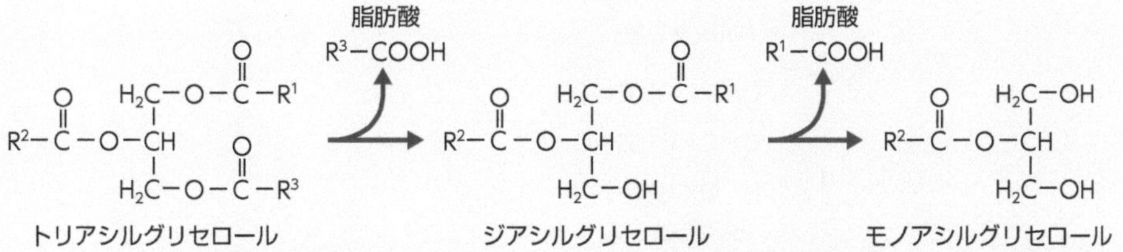

トリアシルグリセロール　　　　　ジアシルグリセロール　　　　　モノアシルグリセロール

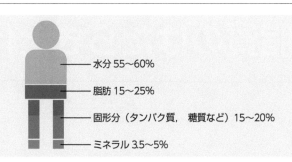

図 4.2　ヒトの構成成分のイメージ

水分 55〜60%

脂肪 15〜25%

固形分（タンパク質，糖質など）15〜20%

ミネラル 3.5〜5%

が，脂肪としてエネルギーを貯蔵するほうがはるかに効率がよい．このことはそれぞれの構成成分であるグルコースと脂肪酸の構造を比較すればよく理解できる（図 4.3）．グルコースは，分子内に酸素を含む結合（C–O–H）をもっているが，脂肪酸は長い炭素鎖の炭化水素で構成されており，多くの C–C 結合や C–H 結合をもっている．エネルギーは，炭素（C）や水素（H）が酸化されて二酸化炭素（CO_2）や水（H_2O）に変えられるときに得られるが，グルコースの炭素はすでに部分的に酸化された C–O 結合であるのに対し，脂肪酸の炭素は酸化されておらず，より多くの C–C 結合や C–H 結合をもっている．したがってグリコーゲン 1 g の酸化では 4 kcal のエネルギーが得られるが，脂肪 1 g の酸化だと 9 kcal である．

　またグルコースは，水になじむ（親水性）性質のヒドロキシ基（–OH）をもっているのに対し，脂肪酸の長い炭化水素鎖の構造は水になじみにくい（疎水性）ので，脂肪は水に不溶性である．したがって吸水性でない脂肪は，貯蔵に際して結合水による重量増加を伴わなくてよく，貯蔵脂肪のほとんどは脂肪そのものである．以上のように，脂肪はコンパクトな効率のよいエネルギー貯蔵物質である．動物が自由に行動できるのも，脂肪という効率のよいエネルギー貯蔵庫をもっているからであり，もしグリコーゲンのみでエネルギーを貯蔵するとすれば体重は倍近くになり，とても自由に行動できない．貯蔵脂肪は冬眠や出産前の動物および移動前の渡り鳥など，長時間にわたって持続的にエネルギーの供給を必要とするとき，特に重要である．

H H H H H H H H H H H H H H H
| | | | | | | | | | | | | | |
C–C–C–C–C–C–C–C–C–C–C–C–C–C–C–C–H
| | | | | | | | | | | | | | |
H H H H H H H H H H H H H H H

パルミチン酸

OH H　OH OH OH
| | | | |
C–C–C–C–C–C–H
| | | | |
H OH H H H

D–グルコース

図 4.3　脂肪酸（例：パルミチン酸）とグルコースの構造式

脂肪はエネルギーの貯蔵という機能だけでなく，内臓保護のための物理的外力の緩和や熱の放散防止（保温）のためにも役立っている．このように脂肪は動物の活動にとって必要不可欠な物質であるが，その貯蔵が正常範囲を超えた状態を肥満*1 という．肥満になるとスタイルが悪くなり，運動能力が障害されるというだけでなく，体内の代謝に大きな変化をもたらす．肥満に伴う合併症としては糖尿病をはじめ，不妊症，胆石症，高血圧症，動脈硬化症，痛風（つうふう），虚血性心疾患（きょけつ）などがあり，肥満者は正常体重者の 2 ～ 3 倍以上も発病しやすい．

4.2　脂肪はどのようにして消化，吸収されるのか

A.　脂肪は最初にリパーゼで部分分解される

食品の脂質の大部分は長鎖脂肪酸よりなるトリアシルグリセロールである．トリアシルグリセロールは，まず最初に胃の中で，リパーゼによりその一部（10 ～ 20%）が分解される．この分解により生成したジアシルグリセロール，モノアシルグリセロールおよび遊離脂肪酸とともに，トリアシルグリセロールは脂肪エマルション*2 を形成する．

B.　膵リパーゼは脂肪を遊離脂肪酸と 2-モノアシルグリセロールに分解する

脂肪エマルションは十二指腸でさらに膵リパーゼ*3（すい）により分解を受ける．十二指腸には膵液と胆汁が流入しており，その pH は 8 ～ 8.5 のアルカリ性で，胃からきた内容物が中和される．胆汁に含まれている胆汁酸やリン脂質が加わることにより，脂肪エマルションはさらに小さなエマルションとなり，膵リパーゼの作用を受けやすくなる．膵リパーゼの作用によりトリアシルグリセロールは 2-モノアシルグリセロールと脂肪酸に分解される．2-モノアシルグリセロールの一部は，膵臓より分泌される非特異性リパーゼにより脂肪酸とグリセロールに分解される．生成した遊離脂肪酸や 2-モノアシルグリセロールは，胆汁酸などとともに混合ミセルを形成し，小腸微絨毛膜（じゅうもう）に入り込み，吸収される．遊離脂肪酸や 2-モノアシルグリセロールはミセルのままではなく，遊離の形で細胞内に入っていく．このような脂肪の吸収は大部分が空腸で行われるが，胆汁酸は回腸末端で再吸収され，再び胆汁に組み込まれ十二指腸に分泌される（腸肝循環）．

C.　脂肪は小腸でキロミクロンとなりリンパ管から血液中に輸送される

吸収された分解物は，小腸上皮細胞内で再びトリアシルグリセロールに合成される．この再合成経路には 2-モノアシルグリセロール経路とグリセロール 3-リ

＊1　肥満の判定には BMI を用いる．（体重（kg））÷（身長（m））^{2} で求められる値で，25 以上が肥満となる．ただし，筋肉量の多いアスリートは例外である．

＊2　脂肪が水中に分散しているもの．

＊3　膵リパーゼは膵臓で合成され，十二指腸に分泌される．1,3 位のエステル結合に選択的に作用し，2 位のエステル結合には作用できないため，その作用により 2-モノアシルグリセロールと脂肪酸が生成する．胆汁酸によりその活性は阻害を受けるが，コリパーゼでその阻害が解除される．

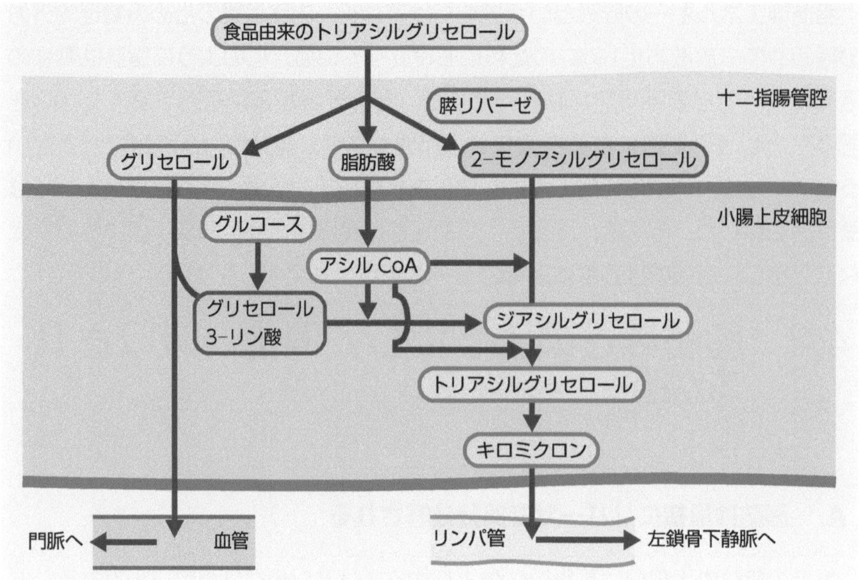

図 4.4　小腸における
トリアシルグリセロー
ルの消化，吸収

ン酸経路がある．小腸（十二指腸→空腸）内では 2-モノアシルグリセロール経路が
大部分である．脂肪酸はそのままではトリアシルグリセロールの合成ができず，
ATP と CoA（補酵素 A，図 12.12 参照）の存在下でアシル CoA シンテターゼの作用
を受けて，活性型の脂肪酸であるアシル CoA になる．2-モノアシルグリセロー
ルは，アシル CoA と直接反応してジアシルグリセロールに，さらにもう 1 分子
と反応してトリアシルグリセロールになる（図 4.4）．このようにして再合成され
たトリアシルグリセロールはコレステロール，リン脂質およびアポタンパク質（ア
ポ B-48）などよりなる被膜でおおわれ，キロミクロンとなり，リンパ管を経て血
液中（左鎖骨下静脈）に輸送される．キロミクロンは食事由来の外因性トリアシル
グリセロールを筋肉や脂肪組織・肝臓に運搬するリポタンパク質である．グリセ
ロールの大部分は，門脈に転送されて肝臓で利用される．

D.　中鎖脂肪酸は門脈へ輸送される

中鎖脂肪酸（炭素鎖数 6 ～ 12）は，比較的水溶性であるため，その吸収過程で胆
汁酸の存在を必要とせず，混合ミセルを形成する必要がない．またリパーゼによ
り，長鎖脂肪酸エステルより早く分解され，吸収されたあともトリアシルグリセ
ロールに再合成されることなく，その大部分は遊離脂肪酸のまま門脈に流入し，
肝臓で利用される．

4.3 | 脂肪はどのようにして細胞内で合成されるか

A. 細胞内でのトリアシルグリセロールの合成

トリアシルグリセロールの合成経路は，2-モノアシルグリセロール経路とグリセロール 3-リン酸経路がある．肝臓や脂肪組織ではグリセロール 3-リン酸経路でトリアシルグリセロールが合成される（図 4.5）．

グリセロールあるいはグルコースより生成したグリセロール 3-リン酸に，アシル CoA がエステル結合してトリアシルグリセロールが合成される．滑面小胞体で，グリセロール 3-リン酸に 2 分子のアシル CoA が反応して 1,2-ジアシルグリセロール 3-リン酸（ホスファチジン酸）が合成される．さらにこれが脱リン酸化されて 1,2-ジアシルグリセロールが生成し，ジアシルグリセロールは 1 分子のアシル CoA と反応し，トリアシルグリセロールが合成される．

肝臓で合成されたトリアシルグリセロールはコレステロール，リン脂質およびアポタンパク質（アポ B-100）などの被膜でおおわれ，VLDL（超低密度リポタンパク質）となり，血液中に送り出される．VLDL は肝臓で合成された内因性のトリアシルグリセロールを脂肪組織や筋肉に運搬する．

図 4.5　トリアシルグリセロールの合成
グリセロールはグリセロキナーゼの作用により，ATP からリン酸を受け取りグリセロール 3-リン酸になる．グルコースからは，解糖系の中間代謝物であるジヒドロキシアセトンリン酸が還元されてグリセロール 3-リン酸が生成する．筋肉や脂肪組織では，グリセロキナーゼは非常に少ないので，グルコースより生成したグリセロール 3-リン酸を用いてトリアシルグリセロールの合成が行われる．

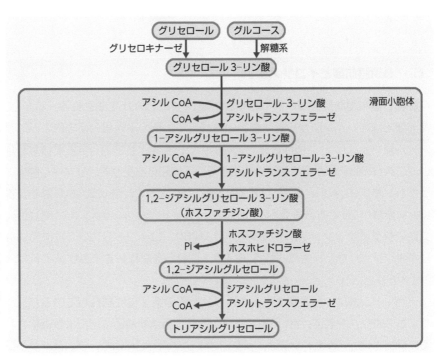

B. 脂肪酸の合成

糖質（グルコース）などエネルギーが十分に供給されている場合，生体は過剰のエネルギーを脂肪酸に変えて貯蔵する．その基本的な材料はアセチル CoA である．細胞の可溶性分画に，アセチル CoA から炭素鎖を 2 個ずつ延ばし，パルミチン酸を合成する脂肪酸合成酵素複合体[*1] が存在する．脂肪酸の炭素鎖伸長反応にはアセチル CoA に炭酸（HCO_3^-）が固定されてできるマロニル CoA が使われる．

$$\text{アセチル CoA} + HCO_3^- + ATP \longrightarrow \text{マロニル CoA} + ADP + Pi^-[*2]$$

この炭酸固定反応は，ビオチンを補酵素としてもつアセチル CoA カルボキシラーゼによって行われる．この反応が脂肪酸合成の律速段階[*3]であり，アセチル CoA カルボキシラーゼは律速酵素である．生じたマロニル CoA は NADPH 存在下で，アセチル CoA に炭素原子を 2 個ずつ供給し，パルミチン酸が生成する（図 4.6）．パルミチン酸以上の長鎖の脂肪酸はミクロソームやミトコンドリアで炭素原子の数が 2 個ずつ付加される反応で生成される．

$$CH_3-CO-S-CoA + n\,HOOC-CH_2-CO-S-CoA + 2n\,NADPH + 2n\,H^+$$
アセチル CoA　　　　　　　　マロニル CoA

$$\longrightarrow CH_3\,CH_2(CH_2CH_2)_{n-1}CH_2-CO-S-CoA + n\,CoA\text{-}SH + 2n\,NADP^+ + n\,CO_2$$
補酵素 A

*1　脂肪酸合成酵素複合体は，脂肪酸に結合するタンパク質であるアシルキャリヤータンパク質（ACP: acyl-carrier protein）を含んでいるほか，脂肪酸の合成にかかわっている酵素が含まれている．効率よく反応が進行するように，全体が 1 つの機能をもつように結びつき，複合体を形成している．

*2　Pi は無機リン酸．

*3　複数の反応からなる過程で，全体の反応の速さを決めるもっとも遅い反応のこと．その反応の触媒を律速酵素という．

図 4.6　脂肪酸の合成
$n=7$ で 7 回マロニル CoA より炭素が供給されるとパルミチン酸が生成する．

C. 必須脂肪酸とイコサノイド

肝臓で飽和脂肪酸から一価不飽和脂肪酸（オレイン酸）が生成される．しかし，哺乳類ではオレイン酸から脂肪酸鎖の伸長反応とその不飽和化反応によってリノール酸や α-リノレン酸は合成できないので，食物より摂取しなくてはならない．これらの脂肪酸が脂肪酸鎖の伸長とその不飽和化を受けて，リノール酸はアラキドン酸（C20:4）に，α-リノレン酸はイコサペンタエン酸（C20:5）になる．次に，炭素数が 20 である多価不飽和脂肪酸（アラキドン酸，イコサペンタエン酸）から，プロスタグランジン（PG），トロンボキサン（TX），ロイコトリエン（LT）あるいはリポキシン（LX）などが生成される（図 4.7）．これらを総称してイコサノイド（エィコサノイド）という．

アラキドン酸は，細胞膜に存在するリン脂質の第 2 位に結合しているが，これにホスホリパーゼ A_2 が作用して，リン脂質からはずれることにより供給される．供給されたアラキドン酸は，シクロオキシゲナーゼにより，プロスタグラン

TX: thromboxane
LT: leukotriene
LX: lipoxin

図 4.7　アラキドン酸からつくられるイコサノイド

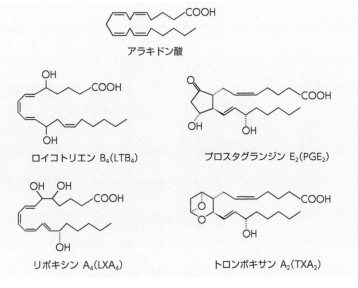

アラキドン酸

ロイコトリエン B$_4$(LTB$_4$)

プロスタグランジン E$_2$(PGE$_2$)

リポキシン A$_4$(LXA$_4$)

トロンボキサン A$_2$(TXA$_2$)

図 4.8　アラキドン酸代謝

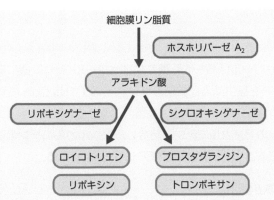

細胞膜リン脂質

ホスホリパーゼ A$_2$

アラキドン酸

リポキシゲナーゼ

シクロオキシゲナーゼ

ロイコトリエン

プロスタグランジン

リポキシン

トロンボキサン

ジンとトロンボキサンとなる．また，リポキシゲーゼにより，ロイコトリエンとリポキシンとなる．アスピリンはシクロオキシゲナーゼ活性を阻害し，プロスタグランジンの生成を抑制する（図 4.8）．

4.4 脂肪はどのようにしてエネルギーに変えられるか

A.　脂肪細胞や血液中のトリアシルグリセロールの分解

　脂肪細胞に貯蔵されていたトリアシルグリセロールや，リポタンパク質により血液中に輸送されているトリアシルグリセロールは，リパーゼの作用により遊離脂肪酸とグリセロールに分解され，筋肉や肝臓でエネルギーとして使用される

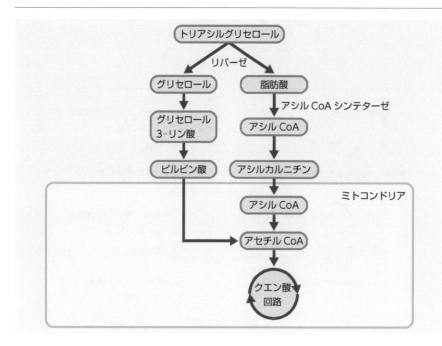

図 4.9　トリアシルグリセロールの分解

（図 4.9）．グリセロールはおもに肝臓でグリセロール 3-リン酸に変えられ，解糖系に入って ATP を産生する．脂肪酸は活性型のアシル CoA に変えられ，クエン酸回路に入り，ATP を産生する．長鎖のアシル CoA はミトコンドリアの内膜を通過できないので，カルニチンと結合し，アシルカルニチンの形でミトコンドリアに入り，ミトコンドリア内で再びアシル CoA となる．

B.　脂肪酸の β 酸化

　肝臓，筋肉，腎臓などのミトコンドリアには，β 酸化系の酵素が存在する．β 酸化は脂肪酸の一般的な分解経路であり，α 位と β 位の炭素の間の結合が切断される．アシル CoA は FAD，NAD⁺，補酵素 A（CoA，図 12.12 参照）の存在下，脱水素反応や水和反応を受けて，アセチル CoA と炭素鎖数が 2 個短くなったアシル CoA となる．この炭素鎖が短くなったアシル CoA は，さらに β 酸化を受け，炭素鎖が 2 個ずつ短くなっていく（図 4.10）．したがって，炭素鎖数 16 のパルミチン酸は 7 回の β 酸化が繰り返され，8 個のアセチル CoA が生成する．アセチル CoA はクエン酸回路に入り，二酸化炭素（CO_2）と水（H_2O）に代謝され，ATP が生成される．1 分子のパルミチン酸が，β 酸化とクエン酸回路で代謝されれば 106 分子の ATP が生成する*.

*　β 酸化が 1 回転すると 1 個の $FADH_2$ と NADH が生成する．電子伝達系により，1 個の $FADH_2$ からは 1.5 個の ATP が生成し，1 個の NADH からは 2.5 個の ATP が生成する．炭素鎖数 16 のパルミチン酸の場合は，β 酸化が 7 回繰り返されるから 28（1.5×7＋2.5×7）個の ATP が生成する．1 個のパルミチン酸より 8 個のアセチル CoA が生成し，1 個のアセチル CoA がクエン酸回路で代謝されると 1 個の $FADH_2$，3 個の NADH および 1 個の GTP が生成し，合計 10 個の ATP が生成されたことになる．よって 8 個のアセチル CoA より 80（8×10）個の ATP が生成する．最初にパルミチン酸の活性化，パルミトイル CoA の生成に 2 個の高エネルギーリン酸結合が消費されている．したがって，パルミチン酸 1 分子から 28 ＋ 80 － 2 ＝ 106 分子の ATP が生成する．

図 4.10　脂肪酸の β
酸化

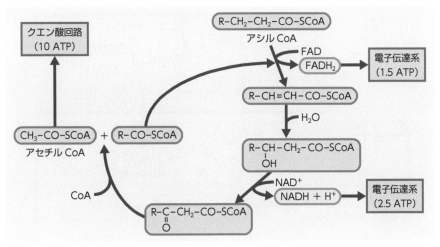

4.5 脂肪はどのようにして蓄積されるか

A.　脂肪細胞の構造

　生体はグルコースと遊離脂肪酸の形の化学エネルギーをトリアシルグリセロール滴の形に変え貯蔵する．このエネルギーの貯蔵庫が脂肪細胞である．脂肪細胞の大部分は脂肪滴で占められ，核や細胞質は辺縁に圧迫されて存在している．脂肪滴の内部にはトリアシルグリセロールが詰まっており，その表面には滑面小胞体が分布する（図 4.11）．飢餓では細胞容量は縮小し，肥満では増大するなど，脂肪細胞はその細胞直径を数十倍変動できる．細胞容量の変動は大部分トリアシルグリセロールの増減に起因している．

図 4.11　脂肪細胞の
模式図

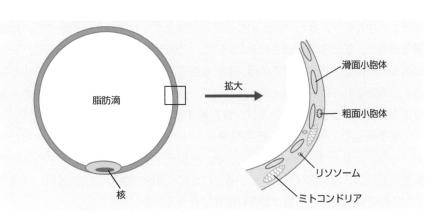

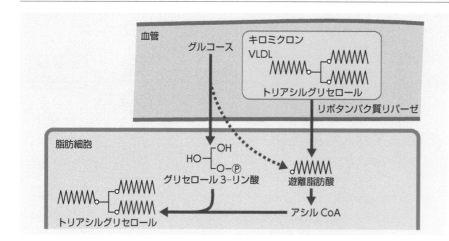

図 4.12　脂肪細胞でのトリアシルグリセロール合成

B.　脂肪細胞ではグリセロール 3−リン酸経路で脂肪を合成する

　キロミクロンや VLDL によって，血液中を運搬されているトリアシルグリセロールは，そのままの形では脂肪細胞膜を通過することができず，リパーゼにより分解されて遊離脂肪酸となり，脂肪細胞内に入る．この分解にかかわっているリパーゼがリポタンパク質リパーゼ[*1]である．グルコースはインスリンの作用[*2]により，脂肪細胞内に取り込まれ，解糖系を経てグリセロール 3−リン酸を供給する．脂肪酸はアシル CoA シンテターゼによってアシル CoA になり，グリセロール 3−リン酸と縮合して，トリアシルグリセロールが合成される（図4.12）．

4.6 │ 脂肪はどのようにして脂肪細胞で分解されるか

　生体がエネルギーを必要とするとき，その要求に応じて脂肪細胞から蓄えていたエネルギーを得る．この場合もトリアシルグリセロールの形では細胞膜を通過することができず，リパーゼにより遊離脂肪酸とグリセロールに分解され，細胞膜を通過し，血液中に輸送される（図 4.13）．この分解にかかわっているリパーゼがホルモン感受性リパーゼである．脂肪細胞での脂肪分解はさまざまなホルモンにより調節されており，カテコールアミン，副腎皮質刺激ホルモンや成長ホルモンは脂肪分解を促進し，インスリンは抑制する（ホルモンについては，15 章で詳述）．この脂肪細胞での脂肪分解の作用機構は，サイクリック AMP (cAMP) がセカンドメッセンジャー（伝令）としてはたらき，ホルモン感受性リパーゼが活性化して脂肪分解が起こる機構が知られている．さらに，脂肪細胞での脂肪分解には基質となる脂肪滴の組成や構造が重要な鍵をにぎっている．

　脂肪酸は，アルブミンと結合して血液中を運搬される．脂肪酸は筋肉では β 酸

*1　リポタンパク質リパーゼは脂肪細胞で合成されたのち，その組織の毛細血管壁に移動し，そこに局在してトリアシルグリセロールの分解を行う．活性発現にアポタンパク質の 1 つである Apo C−II を必要とする．組織の脂肪を取り込む能力と，組織のリポタンパク質リパーゼ活性との間には密接な関係がある．

*2　脂肪細胞にインスリンを作用させると，脂肪細胞の小胞に存在するグルコース輸送体（糖輸送体，GLUT4：glucose transporter type 4）が脂肪細胞膜上に移行する．この GLUT4 によってグルコースが脂肪細胞内に輸送される．インスリンはグルコースの取り込みを高めるばかりでなく，脂肪合成系の酵素活性を活性化する．インスリンの作用により脂肪合成が高まるとともに，脂肪分解が抑制され，その結果として脂肪蓄積が増加する．

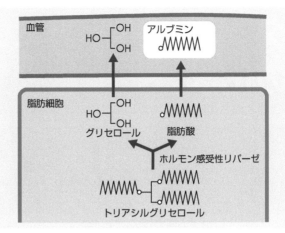

図 4.13　脂肪細胞でのトリアシルグリセロール分解

化により燃焼され，エネルギーとなる．肝臓ではトリアシルグリセロールに再合成されて，VLDLとして再び血液中に分泌される．グリセロールは肝臓で解糖系に入り代謝される．

トリアシルグリセロールは，主として，小腸(十二指腸→空腸)で膵リパーゼにより2−モノアシルグリセロールと脂肪酸に分解され吸収される．これらは小腸粘膜上皮細胞で再びトリアシルグリセロールに再合成され，キロミクロンとなり，リンパ管を経て血液中に転送される．

小腸以外の組織では，グリセロール3−リン酸に3分子の脂肪酸(アシルCoA)がエステル結合してトリアシルグリセロールを合成する．脂肪酸(パルミチン酸)はマロニルCoAと7分子のアセチルCoAより合成される．

トリアシルグリセロールより遊離した脂肪酸は，ミトコンドリアでのβ酸化によりアセチルCoAになり，クエン酸回路に入りATPを産生する．

エネルギーがあまったとき，グルコースと脂肪酸からトリアシルグリセロールを合成し，脂肪細胞に貯蔵する．エネルギーを必要とするとき，脂肪細胞のトリアシルグリセロールを遊離脂肪酸とグリセロールに分解し，エネルギーを得る．カテコールアミンは脂肪分解を促進し，インスリンは抑制する．

問題　脂質の代謝に関する記述である．最も適当なのはどれか．1つ選べ．

[創作問題]

(1) 脂肪酸は，二重結合が多くなるほど酸化されにくい．
(2) オレイン酸は，体内で合成できない．
(3) 空腹時は，ホルモン感受性リパーゼ活性が上昇する．
(4) VLDLのトリアシルグリセロール含有率はキロミクロンより高い．
(5) HMG−CoA還元酵素は脂肪酸合成における律速酵素である．

5. タンパク質・アミノ酸の化学

　タンパク質は，アミノ酸がペプチド結合によって約50個以上結合した高分子化合物である．タンパク質の性質は構成アミノ酸の種類と結合順序によって異なり，遺伝子のもつ情報にしたがって決められている．このうちアミノ酸だけでつくられているものを単純タンパク質，アミノ酸以外の物質も含んでいるものを複合タンパク質という．複合タンパク質はより複雑な機能をもっていることが多い．

5.1　タンパク質は人体で生理機能を担う

　人体には，数多くの機能をもつ何千ものタンパク質が存在する（表5.1）．
　血液などの体液の中にも多くのタンパク質が溶けている．細胞には生命現象を担っている多くの酵素が含まれ，そのすべてがタンパク質である．酵素のほかに酵素の作用を調節するホルモンとしてはたらくタンパク質や，外敵から身を守る

表5.1　タンパク質の生理機能

	おもなはたらき	代表的な機能の説明
酵素タンパク質	生体内化学反応の触媒	タンパク質の中で特に大きなグループで何千もの酵素が知られている．多くの酵素は連携して作用し，生体物質の合成と分解を担う代謝経路をつくっている
輸送タンパク質	生体内の物質輸送	ヘモグロビンは肺と他の組織の間の酸素や二酸化炭素の輸送を担っている．アルブミンは遊離脂肪酸，ビリルビン，多くの薬剤を輸送する．そのほかリポタンパク質（脂質輸送），トランスフェリン（鉄輸送）などがある
収縮・運動タンパク質	筋肉の収縮・細胞の運動	アクチンとミオシンの相互作用は，筋肉の収縮や細胞の運動を担っている
調節タンパク質	代謝の調節	成長ホルモン，インスリンなどのホルモンとその受容体タンパク質がある．カルモジュリンはカルシウムの濃度情報を伝達する
防御タンパク質	病原体や異物から生体を守る	免疫グロブリン（抗原抗体反応），フィブリノーゲン（血液凝固），インターフェロン（ウィルス感染防御），メタロチオネイン（重金属の解毒）などがある
構造タンパク質	結合組織・細胞間などの構成成分	コラーゲンは細胞間に含まれ，骨，腱，靱帯などの組織の物理的強度を保っている．ケラチン（毛，爪，皮膚），フィブロネクチン（細胞の接着）などもある
貯蔵タンパク質	栄養の貯蔵	植物の種子にあり（小麦グルテンなど），ヒトの栄養源として重要である．動物では筋肉タンパク質が飢餓の際に動員できるアミノ酸の貯蔵庫となっている．

ための抗体という免疫作用をもつタンパク質など，多様なタンパク質が生命を支える大きな役割を果たしている．

5.2 アミノ酸は個性的で，タンパク質に多様な機能を与える

　動植物のタンパク質を分析した結果，すべてのタンパク質は 20 種類のアミノ酸からできている．これらアミノ酸は，カルボキシ基（–COOH）の隣の炭素（α 炭素という）にアミノ基（–NH₂）がついているので，α–アミノ酸という（図 5.1）．

　アミノ酸は塩基性（アミノ基）と酸性（カルボキシ基）の両方の基をもっている両性電解質である．タンパク質はその表面に，構成するアミノ酸の側鎖が突き出ている．側鎖の化学的性質（大きさ，親水性，疎水性，酸性，塩基性など）によりタンパク質の形と機能が決められる．

図 5.1　α–アミノ酸の基本構造

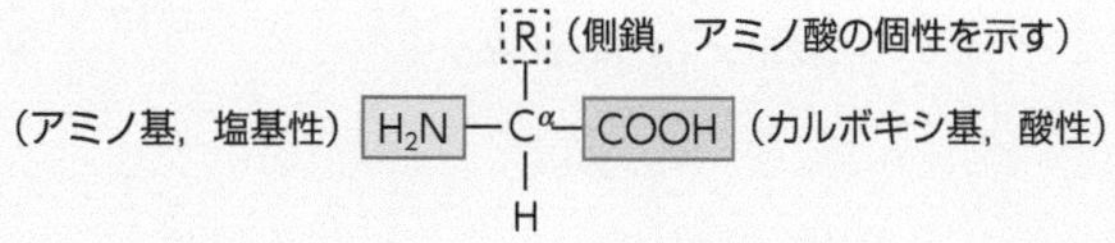

（アミノ基，塩基性）H₂N ─ Cᵅ ─ COOH （カルボキシ基，酸性）
R （側鎖，アミノ酸の個性を示す）
H

　天然のタンパク質を構成するアミノ酸はすべて α–アミノ酸である．グリシン以外のアミノ酸の α 炭素（Cᵅ）は，それに結合する 4 つの原子または原子団がすべて異なるので不斉炭素となり，アミノ酸には D 型と L 型の鏡像異性体が存在する．タンパク質を構成するアミノ酸はすべて L 型アミノ酸である．そのため高カロリー輸液に用いられるアミノ酸の合成は，遺伝子工学により微生物を利用して L 型のみを選択的につくらせている．ヒトの代謝酵素やタンパク質合成の翻訳にかかわる酵素は L 型アミノ酸だけを認識できる（図 5.2）．

図 5.2　α–アミノ酸の立体化学
フィッシャーの投影式では L 型アミノ酸のカルボキシ基は上に，アミノ基は左に，水素は右に，側鎖は下に描く．太い線は紙面から前方に，点線は紙面から後方に出ている結合を示す．

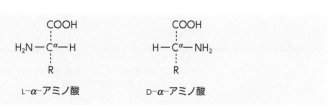

L–α–アミノ酸　　　D–α–アミノ酸

　タンパク質を構成するアミノ酸は側鎖（R）の性質により，中性アミノ酸，酸性アミノ酸，塩基性アミノ酸に大別し，さらに脂肪族アミノ酸，分枝アミノ酸（分岐鎖アミノ酸ともいう），ヒドロキシ基アミノ酸，含硫アミノ酸，芳香族アミノ酸，イミノ酸に分けられる（表 5.2）．

　これらのアミノ酸の側鎖の大きさ，水に溶けやすい（親水性）か，油に溶けやすい（疎水性）か，水に溶けると陽イオン・陰イオンに電離するか，などがタンパク質の形と機能を決める因子になっている．生体では，親水性のものは親水性のも

のと，疎水性のものは疎水性のものとなじみ，陽イオンは陰イオンと引き合う．
生体膜内部のタンパク質が安定化するには，まわりの脂質となじみやすい疎水性
のアミノ酸が脂質と接している必要がある．

表5.2　タンパク質を構成する20種類のアミノ酸
〔 〕内は略号．＊印は不可欠アミノ酸（必須アミノ酸）を示す．アスパラギン，グルタミンは側鎖にアミノ基を含み酸アミドアミノ酸という．

		アミノ酸	構造式	
中性アミノ酸	脂肪族アミノ酸	グリシン，glycine	$H-\underset{\underset{NH_2}{\vert}}{CH}-COOH$	〔Gly, G〕
		アラニン，L-alanine	$CH_3-\underset{\underset{NH_2}{\vert}}{CH}-COOH$	〔Ala, A〕
		アスパラギン，L-asparagine	$H_2N-OC-CH_2-\underset{\underset{NH_2}{\vert}}{CH}-COOH$	〔Asn, N〕
		グルタミン，L-glutamine	$H_2N-OC-CH_2-CH_2-\underset{\underset{NH_2}{\vert}}{CH}-COOH$	〔Gln, Q〕
	分枝アミノ酸	バリン，L-valine*	$\overset{CH_3}{\underset{CH_3}{>}}CH-\underset{\underset{NH_2}{\vert}}{CH}-COOH$	〔Val, V〕
		ロイシン，L-leucine*	$\overset{CH_3}{\underset{CH_3}{>}}CH-CH_2-\underset{\underset{NH_2}{\vert}}{CH}-COOH$	〔Leu, L〕
		イソロイシン，L-isoleucine*	$\overset{CH_3-CH_2}{\underset{CH_3}{>}}CH-\underset{\underset{NH_2}{\vert}}{CH}-COOH$	〔Ile, I〕
	ヒドロキシ基アミノ酸	セリン，L-serine	$\underset{\underset{OH}{\vert}}{CH_2}-\underset{\underset{NH_2}{\vert}}{CH}-COOH$	〔Ser, S〕
		トレオニン，L-threonine*（スレオニン）	$CH_3-\underset{\underset{OH}{\vert}}{CH}-\underset{\underset{NH_2}{\vert}}{CH}-COOH$	〔Thr, T〕
	含硫アミノ酸	システイン，L-cysteine ジスルフィド結合（–S–S–）を形成するため，タンパク質の安定性に重要	$\underset{\underset{SH}{\vert}}{CH_2}-\underset{\underset{NH_2}{\vert}}{CH}-COOH$	〔Cys, C〕
		メチオニン，L-methionine*	$H_3C-S-CH_2-CH_2-\underset{\underset{NH_2}{\vert}}{CH}-COOH$	〔Met, M〕
	芳香族アミノ酸	フェニルアラニン，L-phenylalanine*	$\langle\!\!\bigcirc\!\!\rangle-CH_2-\underset{\underset{NH_2}{\vert}}{CH}-COOH$	〔Phe, F〕
		チロシン，L-tyrosine	$HO-\langle\!\!\bigcirc\!\!\rangle-CH_2-\underset{\underset{NH_2}{\vert}}{CH}-COOH$	〔Tyr, Y〕

（つづく）

（表 5.2 つづき）

アミノ酸			構造式	
中性 アミノ酸	芳香族アミノ酸	トリプトファン，L-tryptophan*	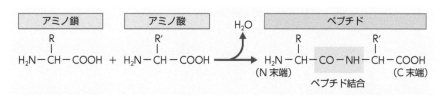	〔Trp, W〕
	イミノ酸	プロリン，L-proline α-ヘリックス構造の形成を防げる		〔Pro, P〕
酸性アミノ酸		アスパラギン酸，L-aspartic acid		〔Asp, D〕
		グルタミン酸，L-glutamic acid		〔Glu, E〕
塩基性アミノ酸		リシン，L-lysine* （リジン）		〔Lys, K〕
		アルギニン，L-arginine		〔Arg, R〕
		ヒスチジン，L-histidine*		〔His, H〕

5.3 小さなペプチドが大きな仕事

アミノ酸のカルボキシ基と別のアミノ酸のアミノ基が縮合して生じた共有結合をペプチド結合（-CO-NH-）といい，生成された分子をペプチドという（図5.3）．アミノ酸はペプチド結合により次々と直鎖状につながることができる．直鎖状になったペプチドで，側鎖以外はすべてのペプチドに共通の直鎖構造となっており，それをペプチド主鎖という．完成したペプチドの一方の末端ではアミノ基が，他方の末端ではカルボキシ基がペプチド結合をつくらず残っていて，それぞれアミノ末端（N末端またはN末），カルボキシ末端（C末端またはC末）という．構成アミノ酸の数が10以下のものをオリゴペプチド，11以上のものをポリペプチドといい，タンパク質は約50以上のアミノ酸残基からなるポリペプチドである．

ペプチドのアミノ酸配列はN末端アミノ酸を1番として，C末端に向けて数

図 5.3　ペプチド結合
R, R′ は側鎖を示す.

アミノ酸の旨味

化学調味料として有名な L‑グルタミン酸ナトリウムは強い旨味を呈する.
1908 年,池田菊苗がコンブの抽出液からグルタミン酸を発見した.そして,
グルタミン酸ナトリウムとして製品化されたのが旨味調味料の始まりである.

え上げる決まりになっている.ペプチドの中にはサイズが小さくても重要な役割
を果たしているものが多い(表 5.3).

ペプチド	生理作用	所在
グルタオチン (3)	タンパク質の SH 基を維持する 活性酸素の処理	動植物細胞
甲状腺刺激ホルモン放出 ホルモン(TRH) (3)	甲状腺刺激ホルモンの分泌促進	視床下部
ブラジキニン (9)	血管拡張と血圧低下,炎症	血液
オキシトシン (9)	子宮筋収縮作用,乳汁射出作用	下垂体後葉
バソプレシン (9)	抗利尿作用,血圧上昇	下垂体後葉
アンジオテンシン II (8)	血圧上昇作用,血管収縮	血液
ガストリン (17)	胃酸分泌作用	胃幽門粘膜
セクレチン (27)	膵外分泌促進,胃酸分泌抑制	十二指腸粘膜
グルカゴン (29)	血糖上昇,グリコーゲン分解	ランゲルハンス島 A 細胞
インスリン (51)	血糖低下,グリコーゲン合成,脂肪合成	ランゲルハンス島 B 細胞
副腎皮質刺激ホルモン(39)	副腎皮質でのステロイドホルモンの合成分泌	下垂体前葉
β‑エンドルフィン(31)	モルヒネ様鎮痛作用	脳,下垂体

表 5.3 おもなペプチ
ドと生理作用
かっこ内の数字はペプ
チドのアミノ酸残基数
を示す.

タンパク質は,20 種類のアミノ酸がペプチド結合によって結ばれた高分
子化合物である.タンパク質の性質は,構成アミノ酸の種類と結合順序に
よって異なり,遺伝子のもつ情報で決まる.アミノ酸は塩基性(アミノ基)と
酸性(カルボキシ基)の両方の基をもつ両性電解質である.

問題 アミノ酸と糖質に関する記述である.最も適当なのはどれか.1 つ選べ.
[第 34 回管理栄養士国家試験問題 18]
(1) 人のタンパク質を構成するアミノ酸は,主に D 型である.
(2) アルギニンは,分枝アミノ酸である.
(3) チロシンは,側鎖にヒドロキシ基をもつ.
(4) グルコースの分子量は,ガラクトースの分子量と異なる.
(5) グリコーゲンは,β‑1,4 グリコシド結合をもつ.

6. タンパク質の多彩な性質とはたらき

6.1 体タンパク質はつねに入れ替わっている

　紀元前 500 年ころ，古代ギリシアの哲学者ヘラクレイトスは，「この世の森羅万象は絶えず変化している，常なることなし」と述べている．現代の私たちは人体内部の物質も絶えず変化していることを，生化学の成果として知ることになった．体内物質が合成と分解で刷新されていくことをターンオーバーといい，タンパク質の合成と分解は傷つき機能を失ったタンパク質の蓄積を防いでいる．

A.　どのようにしてタンパク質はつくられるか

　すべての生物は，親から子に遺伝子を伝達する．ヒトの子がヒトになることは遺伝子が決定している．遺伝子にはヌクレオチドからなる遺伝暗号（コドン）が組み込まれていて，体タンパク質のアミノ酸配列の決定や遺伝子発現の時期・場所などを調節し，最終的に生物の姿・形を決定している（遺伝については 11 章で詳述）．

B.　タンパク質のターンオーバーと栄養アセスメント

　細胞内外のタンパク質の濃度は合成と分解のバランスにより一定に保たれている．この合成と分解により一定濃度に保たれた状態のことを定常状態といい，タンパク質の濃度は発生，分化，成長，障害からの回復などの段階で目的に応じて調節される．タンパク質の合成速度を加速または減速したとき，新たな定常状態に到達するまでの時間は，タンパク質の分解する速度が速いほど短くなる．タンパク質が分解して半分になるのに必要な時間を半減期という（図 6.1）．

　肝臓でつくられた血漿タンパク質は栄養アセスメントのものさしとなり，その半減期を利用して栄養状態や肝疾患などからの回復状況を評価するのに用いられている（表 6.1）．トランスフェリン，トランスサイレチン，レチノール結合タ

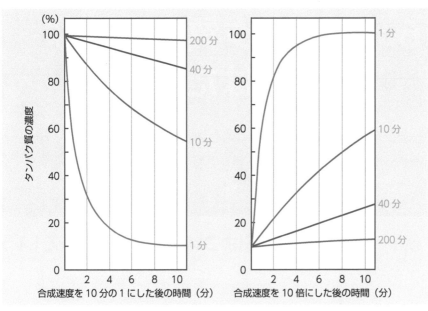

図 6.1　合成速度を変えたときのタンパク質の濃度変化

青色の数字はそのタンパク質の半減期（分）を示す.
[Bruce Alberts *et al.*, *Molecular Biology of the Cell 6th*, p. 827, W. W. Norton（2014）]

（%）

タンパク質の濃度

合成速度を 10 分の 1 にした後の時間（分）

合成速度を 10 倍にした後の時間（分）

	略号	半減期（日）	生理的役割
アルブミン	Alb	21	血漿の浸透圧維持，疎水性物質の運搬
トランスフェリン	Tf	8	鉄の輸送
トランスサイレチン	TTR	2	チロキシン*の輸送
レチノール結合タンパク質	RBP	0.5	レチノール（ビタミン A）の輸送
C 反応性タンパク質	CRP	0.8	感染症や組織傷害時に肝臓でつくられる炎症マーカー

表 6.1　RTP
＊　サイロキシンともいう.
[資料：最新 臨床検査項目辞典，医歯薬出版（2008）]
TTR：transthyretin
RBP：retinol-binding protein
CRP：C-reactive protein

ンパクは半減期が短く rapid turnover protein（RTP）といい，数日単位で栄養状態の改善や増悪が予測できる.

6.2 タンパク質の多様な形と機能

　タンパク質は構成成分，溶解度，形状，生理機能，荷電の違いにより分類される. 構成成分からは単純タンパク質（表 6.2）と複合タンパク質（表 6.3）に分けられる. 単純タンパク質はポリペプチドだけで構成されるものをいい，アルブミン，グロブリン，ヒストンなどがある. 複合タンパク質はポリペプチドに加えて，核酸，リン酸，脂質，色素，金属，糖などから構成されている.

　血漿中のリポタンパク質は脂質を含み，大きさと密度によって HDL（高密度リポタンパク質，末梢で過剰となったコレステロールの肝臓への輸送），LDL（低密度リポタンパク質，肝臓で合成されたコレステロールの末梢への輸送），VLDL（超低密度リポタンパク質，

表6.2　単純タンパク質の分類

硫安：硫酸アンモニウム，$(NH_4)_2SO_4$
DNA：deoxyribonucleic acid

	溶解性				特徴
	水	塩	酸	アルカリ	
アルブミン	○	○	○	○	高濃度の硫安（塩）で析出する球状タンパク質
グロブリン	×	○	○	○	半飽和硫安で析出する球状タンパク質
グルテリン	×	×	○	○	グルタミン酸量の多い穀類のタンパク質
硬タンパク質	×	×	×	×	コラーゲン，ケラチンなどの繊維状タンパク質
ヒストン	○	○	○	×	DNAと複合体を形成する塩基性タンパク質
プロタミン	○	○	○	○	精子核DNAと複合体を形成する塩基性タンパク質．アルギニンを非常に多く含む

表6.3　複合タンパク質の分類

RNA：ribonucleic acid

	非タンパク質部分	特徴
核タンパク質	核酸	①DNAとヒストン，プロタミンとの複合体 ②リボソーム（RNAとタンパク質の複合体）
リンタンパク質	リン酸	リン酸がタンパク質のセリン，トレオニンの残基と共有結合したもの．乳汁カゼイン，卵黄ホスビチン，ビテリン
リポタンパク質	脂質	リン脂質，トリアシルグリセロール，コレステロールとタンパク質との複合体
色素タンパク質	色素	ヘモグロビン，シトクロム，フラビンタンパク質，ロドプシン
金属タンパク質	金属	鉄，銅とタンパク質との複合体
糖タンパク質	糖	糖がタンパク質のアスパラギン，セリン，トレオニンの残基と共有結合したもの

図6.2　リポタンパク質の大きさと密度の比較

[資料：Zheng JJ, *et al.*, *Sci. Rep.*, **11**, 16086 (2021)]

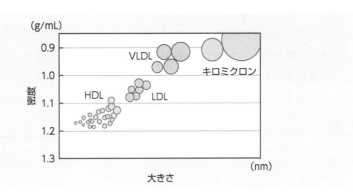

肝臓で合成されたトリアシルグリセロールの末梢への輸送），キロミクロン（食事性のトリアシルグリセロールの輸送）に分類できる．図6.2はリポタンパク質の大きさと密度を比較したものである．タンパク質が多いと密度が高くなり，トリアシルグリセロールが多いとサイズが大きくなる．

　タンパク質の形状からは球状タンパク質と繊維状タンパク質に分けられる（6.5節参照）．また，両性電解質であるタンパク質の等電点（pI）の違いから，塩基性タ

ンパク質，中性タンパク質，酸性タンパク質に分けられる．一方，天然のタンパク質が熱，酸，アルカリで変性・分解したものを誘導タンパク質という．コラーゲンを煮沸してできたゼラチンがその一例である．

一方，タンパク質には分類に関係なく共通する特徴がある．

①タンパク質は20種類のアミノ酸を同程度に含んでいるわけではなく，コラーゲンやプロタミンのようにほぼ全体が数種類のアミノ酸で構成されるものもある．

②疎水性アミノ酸(バリン，ロイシン，トリプトファンなど)は，周囲の水を避けてタンパク質の内部に存在する．親水性アミノ酸(アスパラギン酸，アルギニン，セリンなど)は，周囲の水と接してタンパク質の外側に存在する．

③タンパク質は側鎖をほかのタンパク質によって修飾されることで，構造と機能が変化する(リン酸化，メチル化，アセチル化，糖鎖付加など)．

④タンパク質の分解はユビキチン–プロテアソーム系とオートファジー–リソーム系が担っている*．

6.3 | タンパク質は両性電解質の性質をもつ

タンパク質を構成するアミノ酸側鎖には，生体環境のpHが中性付近で解離して荷電するものがある．表5.2の酸性アミノ酸である，アスパラギン酸，グルタミン酸が負(−)に，塩基性アミノ酸である，リシン，アルギニン，ヒスチジンは正(＋)に荷電する．その結果，アミノ酸と同様に両性電解質の性質を示し，溶液のpHにより電荷の正負が等しくなる等電点(pI)をもつ．等電点より酸性側ではタンパク質は正に荷電し，電気泳動では−極に移動する．アルカリ側ではこの逆になる．等電点ではどちらにも移動せず，そのときタンパク質の溶解度は一番低くなる．

6.4 | タンパク質の変性：ゆで卵は生卵に戻れるか

タンパク質は，①熱，②酸・アルカリ，③有機溶媒，④濃い塩溶液などにより分子の立体構造が破壊される(変性)．しかし，タンパク質のペプチド結合は共有結合であるために強く，意図的に加水分解しないかぎり切れない．変性が起こると，タンパク質は水に対する溶解性を失い，生物学的な機能を失ってしまう．卵をゆでたとき，卵白のタンパク質が溶解性を失って不溶性になるのがこの例である．したがって，ゆで卵は生卵に戻れない．

*　ユビキチン–プロテアソーム系とは，不要なタンパク質をユビキチン化し，プロテアソームという巨大な酵素複合体によって，そのタンパク質が分解されるしくみのこと．オートファジー–リソーム系とは，細胞内のタンパク質をリソソームに輸送し分解するしくみのこと．

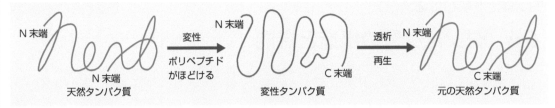

N末端　天然タンパク質
変性 ポリペプチド がほどける
N末端　C末端　変性タンパク質
透析 再生
N末端　C末端　元の天然タンパク質

図6.3　タンパク質の変性と再生

　ところが，図6.3に示すように，変性因子によってはそれを除去し，ポリペプチド分子を元の自由な状態に戻すことによって，立体構造と機能が回復することもある．従ってゆで卵は生卵に戻れない．

6.5 球状タンパク質と繊維状タンパク質

タンパク質は形状から球状タンパク質と繊維状タンパク質に分類される．

A. 球状タンパク質

　球状タンパク質は，球状の形をしており，ホルモン，酵素，輸送タンパク質，受容体タンパク質などほとんどのタンパク質がこれに属する．球状タンパク質の構造はX線結晶構造解析で知ることができる．小さなタンパク質では核磁気共鳴（NMR）法も活用されている．

B. 繊維状タンパク質

　繊維状タンパク質は，繊維状の形をしており，コラーゲン，エラスチン，ケラチン，フィブリンなどがある（表6.4）．繊維状タンパク質は生命の防御，組織の結合と支持などのはたらきをする構造体で，皮膚，腱，骨などに多い．
　コラーゲンの特徴的な配列は「グリシン–アミノ酸X–アミノ酸Y」が繰り返していることであり，3残基ごとにグリシンが含まれている．Xの位置には，プロリンが多く，Yの位置にはヒドロキシプロリンが多い．この両者はコラーゲン分

表6.4　繊維状タンパク質の種類と特徴

	生理的特徴
コラーゲン	人体のタンパク質の30%を構成し，張力に対し非常に強い不溶性繊維である．骨，歯，軟骨，腱，皮膚，血管などに多い．アミノ酸組成が特徴的で，30%近くがグリシン，15〜30%はプロリンとヒドロキシプロリンである
エラスチン	コラーゲンの次に大量存在し，大動脈，肺，皮膚，靭帯などの弾力性を担っている
ケラチン	毛，爪など機械的耐久性の大きい組織の主成分で，分子内部に形成されたジスルフィド結合により安定化している
フィブロイン	カイコのまゆやクモの糸の主成分で，それからつくられた絹やクモの巣を引っ張りに強くしている

子に強靱さを与えている.

6.6 タンパク質の構造と機能

　タンパク質の構造は一次構造から四次構造まで階層的に作られている. 構造を維持するためにペプチド結合，ジスルフィド結合などの共有結合に加えて，水素結合，イオン結合，疎水結合などの弱い結合が多数形成されている.

A. 一次構造

　タンパク質の一次構造は，ペプチド上のアミノ酸の配列順序のことで，遺伝子でコードされた情報によって決定される. さまざまな一次構造をもつポリペプチド鎖（タンパク質）は折りたたまれて固有の立体構造を形成し，生理活性を示す. インスリンはアミノ酸配列が解明された最初のタンパク質である（Sanger ほか，1952，図 6.4）. インスリンは A 鎖と B 鎖の 2 つのポリペプチド鎖からなり，両者はジスルフィド結合（–S–S–）で強く結ばれている.

B. 二次構造

　二次構造はポリペプチド主鎖上で多数の水素結合によってつくられる，局所的で安定な繰り返し構造のことである. タンパク質は二次構造や次の三次構造をとることによってコンパクトに折りたたまれ，安定化されている. 二次構造の主要なものに α ヘリックス（図 6.5）と β シート構造（図 6.6）がある.

　α ヘリックスはアミノ酸 3.6 残基ごとに 1 回転する右巻きのらせん構造をとっており，同一ペプチド主鎖上の ＞C＝O（カルボキシ基由来）と ＞NH（アミノ基由来）の間の規則的な水素結合によって安定化される（図 6.5）. 受容体タンパク質や輸送タンパク質が細胞膜を貫通する部分は，疎水性アミノ酸で形成された α ヘリッ

図6.4　インスリン（ヒト）のアミノ酸配列

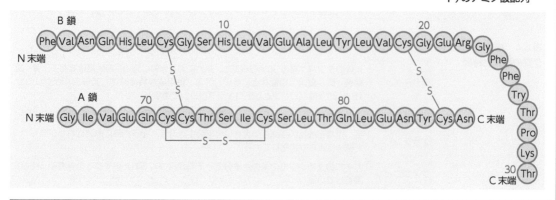

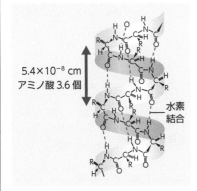

5.4×10⁻⁸ cm
アミノ酸 3.6 個

水素結合

図 6.5 α–ケラチンの α ヘリックス

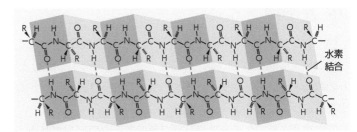

水素結合

図 6.6 フィブロインの β シート構造

クスであることが多い.

　β シート構造は 2 〜 8 本の隣接するペプチド主鎖間で水素結合が形成されて安定化され，波板の形状をしている（図 6.6）．インスリン分子に含まれる二次構造は α ヘリックスが大部分で，β シート構造はわずかとなっている（図 6.7）.

C. 三次構造

　三次構造はポリペプチドが三次元的に折りたたまれてできた，タンパク質固有の立体構造である．ポリペプチド鎖は二次構造（α ヘリックス，β シート構造）部分と不規則構造部分とからなり，その中で機能的または構造的にまとまった部分をドメインという．インスリンは A 鎖に 2 つ，B 鎖に 1 つの α ヘリックスがあり，A 鎖の N 末端と B 鎖の C 末端は互いに近接している（図 6.7）．インスリンの前駆

図 6.7 ヒトインスリンの三次構造
黄色はジスルフィド結合（–S–S–），リボン状の部分は α ヘリックス.
［日本蛋白質機構データバンク，PDB ID：2HIU］

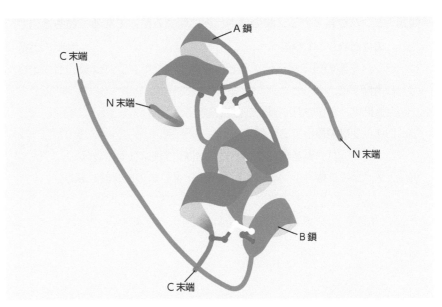

A 鎖

C 末端

N 末端

N 末端

B 鎖

C 末端

体プロインスリンでは，これらの両端が C ペプチドという連結ペプチドでつながっていて，それが切断されるとインスリンになる．

D. 四次構造

いくつかのタンパク質は三次構造をもった複数のポリペプチド（サブユニット）が集合して形成されている．その全体をオリゴマー（多量体）といい，サブユニットの数により二量体とか四量体という．これらサブユニットの相互作用によって四次構造がつくられる．

四次構造をもつ代表的なタンパク質にヘモグロビンがある．ヘモグロビンは α グロビン 2 本と β グロビン 2 本からなる四量体で，さまざまな生理環境の変化に対応してサブユニット間の四次構造が調節され，適切に酸素を運搬することができる（16.6 節参照）．四次構造をもつタンパク質はより複雑な機能を担うことができる．インスリンは細胞膜上の受容体に結合するときはモノマー（単量体）であるが，膵臓（すいぞう）に貯蔵されているときは亜鉛で安定化され，六量体として存在している．

体内のタンパク質には寿命があり，寿命の短いものほど濃度の変化が速い．タンパク質は構成成分から単純タンパク質と複合タンパク質に，形状から球状タンパク質と繊維状タンパク質に分けられる．タンパク質の立体構造はアミノ酸の配列順序，すなわち，一次構造により，二次構造（α ヘリックス，β シート構造），三次構造（ドメイン），四次構造まで自動的に決まる．

問題　タンパク質・アミノ酸の体内代謝に関する記述である．最も適当なのはどれか．1 つ選べ．　　　　　　　　　　　　[創作問題]

(1) タンパク質の摂取が不足すると，急速代謝回転タンパク質の血中濃度が上昇する．

(2) 空腹時は，体タンパク質合成が亢進する．

(3) ロイシンは糖原性アミノ酸である．

(4) ヒトのタンパク質を構成するアミノ酸は，おもに ʟ 型である．

(5) アスパラギン酸は，アミノ基転移反応によりピルビン酸になる．

7. アミノ酸のはたらきと代謝

7.1 アミノ酸はどのようにして利用されるか

　アミノ酸は体タンパク質の合成に用いられ, 体を構成する重要な栄養素である. しかし, アミノ酸は構成成分としてだけではなく, 体のはたらきを調節するホルモンやノルアドレナリンのような神経伝達物質にもなる. 高タンパク質食や必要以上のアミノ酸を摂取すると糖質や脂質に変換される. また糖質や脂質からのエネルギーが少なくなるとタンパク質やアミノ酸もエネルギー源として利用される (図7.1).

図7.1　アミノ酸の生体内利用

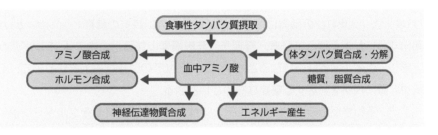

7.2 無駄のないアミノ酸の解体作業

A.　アミノ基転移反応と酸化的脱アミノ反応のしくみと役割

　アミノ酸の解体 (異化) は, アミノトランスフェラーゼ (アミノ基転移酵素) によりアミノ酸のアミノ基 (-NH₂) を α-ケトグルタル酸の α 炭素原子に転移するアミノ基転移反応によって行われる (図7.2). この反応にはアミノ基の運搬体としてビ

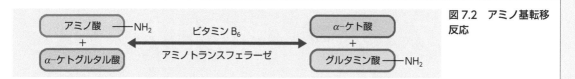

図 7.2　アミノ基転移反応

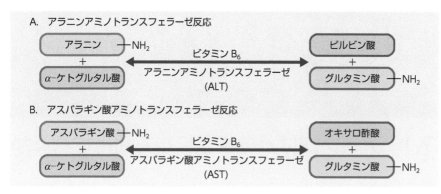

図 7.3　代表的なアミノトランスフェラーゼ反応

A. アラニンアミノトランスフェラーゼ反応

B. アスパラギン酸アミノトランスフェラーゼ反応

PLP : pyridoxal phosphate

ALT : alanine aminotransferase（GPT : glutamic pyruvic transaminase ともいう）

AST : aspartate aminotransferase（GOT : glutamic oxaloacetic transaminase ともいう）

タミン B$_6$ の誘導体であるピリドキサールリン酸（PLP）が必要である．アミノ基の受容体は α–ケトグルタル酸である．アミノ基を供与するアミノ酸が判別できるように，アミノトランスフェラーゼの名称がつけられている．おもなアミノトランスフェラーゼはアラニンアミノトランスフェラーゼ（ALT）とアスパラギン酸アミノトランスフェラーゼ（AST）である（図 7.3）．

アミノトランスフェラーゼは臓器特異性を示すアイソザイム＊（イソ酵素）があり（表 7.1），いずれかの臓器に障害が起こると血中に特有の酵素（アイソザイム）が漏出する．たとえば心筋梗塞，腎疾患，筋肉損傷になると血中の AST レベルが上昇し，ウイルス性肝炎になると血中 AST と ALT のいずれも上昇するので，心臓や肝臓の疾病を判定する重要なものさしとなる．

＊　構造が異なっても同じ反応を触媒する酵素のこと．

アミノ基転移反応の目的は多くのアミノ酸からそのアミノ基をグルタミン酸に統一することである．これはグルタミン酸が酸化的脱アミノ化を受ける唯一のアミノ酸であるので，理にかなったシステムである．グルタミン酸は，ミトコンドリア内におけるグルタミン酸デヒドロゲナーゼの酸化的脱アミノ反応によってアンモニアを遊離し，同時にできる α–ケトグルタル酸はクエン酸回路で代謝される．

表 7.1　AST と ALT の臓器分布
単位：×10^{-4} 単位/g 湿重量
［資料：N. V. Bhagavan, *Biochemistry*, Lippincott Williams and Wilkins (1978)］

	心臓	肝臓	骨格筋	腎臓	血液
AST	156	142	99	91	0.02
ALT	7	44	5	19	0.02

7.3 有害なアンモニアは肝臓で無毒な尿素に変わる

A. アンモニア毒は生命に危険である

アンモニアは体液の陽イオンの維持と酸塩基平衡の調節に利用される. しかし, アンモニアの毒性は非常に強く, 動物の血液中に薄いアンモニア溶液を注入すると昏睡状態となる. アンモニアは肝臓で解毒されるが, 肝不全や劇症肝炎など肝機能が低下した場合には血中アンモニア濃度が上昇し, 昏睡状態となり死に至ることもある. この原因は脳細胞内の pH の上昇とクエン酸回路の α-ケトグルタル酸の欠乏である. またアンモニアは神経伝達物質の減少を引き起こし脳神経系の機能低下をもたらす.

アンモニアのほとんどはアンモニウムイオン (NH_4^+) として存在し, 脳などの形質膜やミトコンドリア膜は容易に通過できない. しかし血中アンモニア (NH_4^+) が 1% 以上になるとアンモニア (NH_3) となり, これは脳の形質膜やミトコンドリア膜を自由に透過できる. 脳細胞のミトコンドリア内にアンモニアが入ると, グルタミン酸デヒドロゲナーゼによりクエン酸回路の中心基質である α-ケトグルタル酸を無駄使いしてグルタミン酸を生成する. その結果クエン酸回路のはたらきが低下し, 脳のエネルギー産生は低下する.

B. 肝臓へのアンモニアの輸送

アミノ酸の酸化的脱アミノ反応でできたアンモニアは脳に危険を与えることなく, 解毒処理する肝臓にどのようにして集められるかが課題となる. アミノ酸のアミノ基 (アンモニア) はグルタミン酸に転移除去され, グルタミン酸のアミノ基 (アンモニア) として肝臓へ運搬される. しかし筋肉で生成したアンモニアはグルタミン酸デヒドロゲナーゼによりグルタミン酸のアミノ基になり, そのアミノ基は ALT により筋肉の解糖系で生成されたピルビン酸に転移してアラニンとなって, 肝臓に運ばれる (図 7.4). 肝臓に入ったアラニンはアンモニアを遊離し, 残ったピルビン酸は糖新生によりグルコースとなり筋肉のエネルギー源として再利用される (グルコース・アラニン回路).

C. 尿素は肝臓で合成される

体の隅々から集められたアンモニアは肝臓の尿素回路 (オルニチン回路) により毒性のない尿素 ($(NH_2)_2CO$) に変わる. 尿素の合成は, ①アミノ基転移反応, ②グルタミン酸の酸化的脱アミノ反応, ③アンモニアの輸送, ④尿素回路の 4 段階

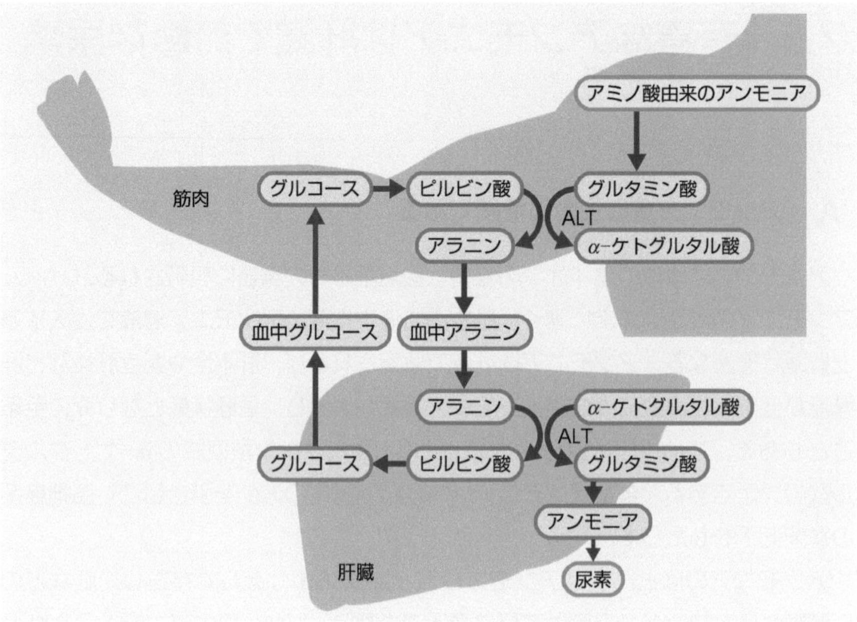

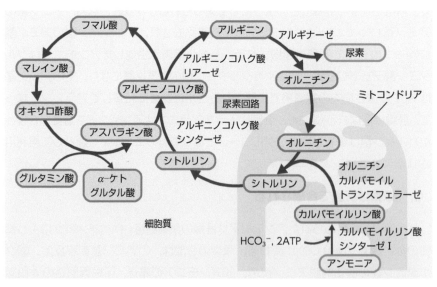

図7.4　グルコース・アラニン回路

に分けることができる.

　尿素回路はミトコンドリアと細胞質の2か所にまたがって5種の酵素によって行われる（図7.5）.肝細胞のグルタミン酸はグルタミン酸デヒドロゲナーゼによりアンモニアを放出する.このアンモニアが尿素がもつ窒素Nの1つ目であり,ミトコンドリア内で生成した二酸化炭素とともに2分子のATPを使い,カルバモイルリン酸シンターゼⅠによってカルバモイルリン酸を生成する.このカルバ

図7.5　尿素回路

　　　　　　　　　　　　　　　　　　　　　　　　　　7.　アミノ酸のはたらきと代謝

モイルリン酸はオルニチンカルバモイルトランスフェラーゼ（オルニチントランスカルバミラーゼ）によりカルバモイル基をオルニチンに転移し，シトルリンを生成する．シトルリンは細胞質に放出される．2つ目の窒素Nであるアスパラギンとシトルリンは，アルギニノコハク酸シンターゼによりアルギニノコハク酸となる．このアルギニノコハク酸は，アルギニノコハク酸リアーゼにより2分子のアンモニアを含むアルギニンとフマル酸に分解される．アルギニンは強力なアルギナーゼのはたらきにより2分子のアンモニアを含む尿素とオルニチンとなる．オルニチンはミトコンドリアへ輸送され，次の尿素合成に再利用される．フマル酸はクエン酸回路の中間代謝産物になり，アスパラギン酸に再生される（図7.5）．

D. 尿素の合成にはクエン酸回路のサポートを必要とする

尿素回路における窒素がもつ2つの窒素のうちの1つはアスパラギン酸から導入される．このアスパラギン酸は，クエン酸回路の中間代謝産物であるオキサロ酢酸とグルタミン酸からできたアミノ酸である．またアルギニノコハク酸リアーゼによって生成されるフマル酸は，ミトコンドリアへ輸送されてクエン酸回路に入り，オキサロ酢酸となり尿素合成に不可欠なアスパラギン酸になる．つまり尿素回路とクエン酸回路は連係している．

E 尿素合成系の一部は腎臓にもある

表7.2に示したように尿素回路の律速酵素であるアルギニノコハク酸シンターゼとアルギニノコハク酸リアーゼの臓器分布は両酵素とも肝臓での活性が最大であり，腎臓がそれに続き，他の臓器にも分布している．腎臓での生理的役割としてアルギニンを合成し，他の組織へ供給している．

F. 尿素回路は酸塩基平衡を調節する

尿素生成全体の反応を見ると，1分子の尿素を生成するために2分子のアンモニア（NH_4^+）と1分子の二酸化炭素（実際にはHCO_3^-）が利用される．NH_4^+とHCO_3^-が低下すると，血液中の酸塩基平衡に影響する．これは尿素合成を促す高タンパク質食や糖尿病でアシドーシス*になりやすいことと関係している．

* 血液のpHが7.35以下の状態になること．

表7.2 尿素回路関連酵素活性
単位：nmol/min/mgタンパク質
［資料：Kato H. *et al*., *J. Biochem*., **79**, 645–953（1976），Kato H. *et al*., *J. Nutr*., **108**, 1071–1077（1978）］

	肝臓	腎臓	脳	小腸
アルギニノコハク酸シンターゼ	49.0	13.5	3.9	0.5
アルギニノコハク酸リアーゼ	95.1	26.4	4.3	2.0

7.4 アミノ酸の炭素骨格の再生システム

A. アミノ酸はどのようにしてエネルギー源となるか

脱アミノ化されたアミノ酸の炭素骨格(炭素が結合している部分)は,ほとんどクエン酸回路の中間代謝産物を経由してエネルギーを産生する(図7.6).

B. ロイシン,イソロイシン,バリンは筋肉でよくはたらく

アミノ酸は大部分が肝臓で代謝される.分枝アミノ酸であるロイシン,イソロイシンおよびバリンだけが筋肉,脂肪組織,腎臓および脳で酸化される.それは分枝アミノ酸のアミノトランスフェラーゼが肝臓には存在しないからである.たとえば肝硬変患者の血液中アミノ酸濃度の変化として,分枝アミノ酸の低下と芳香族アミノ酸濃度の上昇が見られる.これは,肝臓の代謝障害により芳香族アミノ酸が代謝されず血液中にあふれ出るのに対して,分枝アミノ酸は筋肉でおもに代謝されるためである.

C. 糖に変換されるアミノ酸とケトン体に変換されるアミノ酸がある

アミノ酸の炭素骨格からケトン体*を生じるアミノ酸をケト原性アミノ酸という.その中でもロイシンはケト原性の強いアミノ酸であり,飢餓状態でのケトーシスを増強させる.一方,ピルビン酸,α−ケトグルタル酸,スクシニル CoA,フマル酸およびオキサロ酢酸に変換されるアミノ酸は,糖新生のはたらきによっ

* 3−ヒドロキシ酪酸,アセト酢酸,アセトンなど.

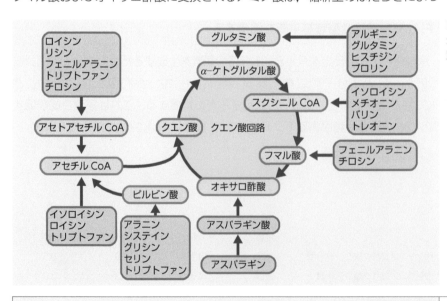

図7.6 アミノ酸から生成されるクエン酸回路の中間産物

表7.3　糖原性アミノ酸とケト原性アミノ酸

糖原性		ケト原性	糖原性とケト原性
アラニン	グリシン	ロイシン	フェニルアラニン
アルギニン	ヒスチジン	リシン	トリプトファン
アスパラギン	メチオニン		チロシン
アスパラギン酸	プロリン		イソロイシン
システイン	セリン		
グルタミン	トレオニン		
グルタミン酸	バリン		

てグルコースやグリコーゲンに変換されることから，糖原性アミノ酸という．しかし，ケト原性と糖原性の区別はそれほど厳密ではなく，どちらにも属するアミノ酸が存在する（表 7.3）.

D.　アミノ酸の代謝異常はどのような病気を引き起こすか

　アミノ酸の代謝に関与している酵素が先天的に欠損すると，体に不要な物質が蓄積して，神経発達障害や精神発達遅延を引き起こし，死に至ることもある．このため影響が少なくなるまで都合の悪いアミノ酸を制限する必要がある．たとえばフェニルケトン尿症はフェニルアラニンをチロシンに変換するフェニルアラニンヒドロキシラーゼ（フェニルアラニン水酸化酵素）が先天的に欠損しており，心身発育障害，痙れんなどの中枢神経症状や皮膚（ひ ふ）や毛髪のメラニン色素欠乏（白子症（しらこ症））などを示す．この場合，フェニルアラニン制限食が唯一の治療法となる．そのほかに分枝ケト酸の脱炭酸酵素の欠損によるメープルシロップ尿症，シスタチオニン β-シンターゼの欠損によるホモシスチン尿症，ヒスチジンアンモニア-リアーゼ欠損によるヒスチジン血症などがある．

7.5　アミノ酸由来の特殊部隊

　アミノ酸は生体構成タンパク質に利用される以外に，そのものが変身して体に大切な生理物質になる．

A.　グリシンはポルフィリンの前駆体

　ポルフィリンは，グリシンとスクシニル CoA が縮合したものからつくられる．ポルフィリンのピロール環は金属と結合して複合体をつくる．この結合する金属が鉄であるとヘムとなり，ヘモグロビン，ミオグロビンやシトクロム c などのヘムタンパク質となる（13.6 節参照）.

　この合成過程の酵素が遺伝的に欠損するとポルフィリン症を起こし，腹痛や神

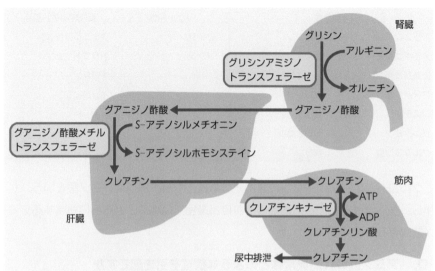

図 7.7　クレアチン合成

経精神症状あるいは光線過敏症が見られる.

B.　クレアチンは 3 つのアミノ酸からつくられる

　クレアチンはまず腎臓のグリシンアミジノトランスフェラーゼ(グリシントランスアミジナーゼ)によってグリシンとアルギニンからグアニジノ酢酸になり,肝臓のメチオニンと ATP から合成された S-アデノシルメチオニンによってメチル基(-CH$_3$)が供与されて合成される(図 7.7).筋肉ではクレアチンと余剰の ATP からクレアチンリン酸になり,筋収縮に必要なエネルギーを貯蔵し,筋運動時にはクレアチンキナーゼによりすみやかに高エネルギー化合物である ATP を供給する.このときクレアチンリン酸はクレアチニンとなる.ヒトでは 1 日の尿中クレアチニン排泄量はタンパク質摂取量などに影響されず一定であり,筋肉量に比例する.

C.　ヌクレオチドは特有の塩基をもつ

　ヌクレオチドはプリン塩基またはピリミジン塩基と,五炭糖およびリン酸の 3 つから構成される(ヌクレオチドについては,10 章で詳述).このピリミジン,プリンはともにグルタミンとアスパラギン酸からつくられる.

D.　アミノ酸は脱炭酸されて生体アミンに変換する（表 7.4）

a.　ヒスタミンは,ヒスチジンの脱炭酸で生成する

　ヒスタミンは,ヒスチジンデカルボキシラーゼによりヒスチジンより合成される.ヒスタミンには強力な血管拡張の作用があり,ヒスタミンの大量産出によりアレルギー反応を誘発し,胃酸の過剰分泌も引き起こす.

表7.4 アミノ酸から合成される生体アミンおよびホルモン

T3：3,3′,5′–triiodo-thyronine, 3,3′–トリヨードチロニン

T4：thyroxine，チロキシン

GABA：γ–amino-butyric acid

	生体アミン，ホルモン	おもな産生臓器
ヒスチジン	ヒスタミン	マスト細胞，胃粘膜
オルニチン	ポリアミン	増殖細胞
トリプトファン	セロトニン	脳の松果体
	メラトニン	脳の松果体
チロシン	ノルアドレナリン	交感神経終末および副腎髄質
	アドレナリン	副腎髄質
	甲状腺ホルモン（T_3, T_4）	甲状腺
グルタミン酸	γ–アミノ酪酸（GABA）	脳

b. ポリアミン生成の第一段階はオルニチンの脱炭酸である

ポリアミンのスペルミジンとスペルミンはオルニチンとメチオニンから生成され，細胞の増殖と成長に関与している.

c. トリプトファンからセロトニンが合成される

肝臓においてトリプトファンから5-ヒドロキシトリプトファンへの反応はトリプトファンヒドロキシラーゼによって触媒され，脱炭酸されてセロトニンになる. これは強力な血管収縮作用や平滑筋収縮作用をもち，抑制性の神経伝達物質としてのはたらきもある. 松果体でセロトニンはメラトニンとなる. このメラトニンは睡眠やサーカディアンリズム（概日リズム）を調節したり，生殖器の発育を抑制したりする.

d. チロシンの脱炭酸でカテコールアミン系神経伝達物質ができる

チロシンは，チロシンヒドロキシラーゼのはたらきでドーパとなり，さらに脱炭酸を受けてドーパミン（ドパミンともいう）を生成する. ドーパミンはヒドロキシ化され，ノルアドレナリンを生成する. 副腎髄質では副腎皮質ホルモンによってノルアドレナリンからアドレナリンを生成する（表7.5）. チロシンとヨウ素から甲状腺ホルモンであるトリヨードチロニン（T_3），チロキシン（T_4，サイロキシンともいう）も合成される.

表7.5 カテコールアミンの生理作用

↑：増加， →：不変，↓：減少

	ノルアドレナリン	アドレナリン
分泌器官	交感神経終末および副腎髄質	副腎髄質
心拍出量	→, ↓	↑
収縮期血圧（最高血圧）	↑↑	↑↑
末梢血管抵抗	↑	↓
酸素消費量	→, ↑	↑
グリコーゲン分解（肝臓，筋肉）	→, ↑	↑↑
脂肪分解（脂肪組織）	→, ↑	↑
糖新生（肝臓）	→	↑

e. グルタミン酸からγ-アミノ酪酸が生成される

γ-アミノ酪酸(GABA)はグルタミン酸デカルボキシラーゼによってグルタミン酸から合成される．この脱炭酸反応にはビタミン B_6 が補酵素として必須であるため，ビタミン B_6 の不足により GABA 合成が阻害され，痙れんなどの症状を引き起こす．

E. メラニンはチロシンからつくられる

色素細胞(メラノサイト)においてチロシンからメラニンがつくられる．このメラニンの合成が増えると皮膚は黒くなる．眼と皮膚のメラノサイトでチロシナーゼが遺伝的に欠損すると白子症になる．

アミノ酸は生体内のタンパク質合成に利用されたり，エネルギー源として用いられたりする．また，非タンパク質性の窒素化合物(ヘム，プリン，ピリミジン，ヒスタミンなどの生理活性物質，ノルアドレナリンやセロトニンなどの神経伝達物質)の材料として用いられる．アミノ酸のアミノ基から遊離してくるアンモニアは肝臓で毒性のない尿素になり，体外に排泄される．

問題 アミノ酸・糖質・脂質の代謝に関する記述である．最も適当なのはどれか．1つ選べ． [第 35 回管理栄養士国家試験問題 21]

(1) ドーパミンは，グルタミン酸から生成される．

(2) バリンは，糖原性アミノ酸である．

(3) ヒスタミンは，チロシンの脱炭酸反応によって生成される．

(4) ペントースリン酸回路は，NADH を生成する．

(5) コレステロールは，生体のエネルギー源になる．

8. 酵素：生命を支える体の触媒

　体の中では生命維持のために，合成や分解などの数多くの化学反応が休みなく行われている．その反応で "体の触媒" といわれているのが酵素というタンパク質である．牛肉のタンパク質を最小構成単位のアミノ酸にまで分解することを考えてみよう．そのままでは分解しないが，化学触媒として塩酸を加え，100 ℃で長時間の加熱をして初めて分解が起こる．ところが，胃や腸から分泌する消化酵素は，おだやかな条件の下で，すみやかに牛肉の固まりを分解してしまう．酵素は自らは変化しないので，少ない量で何度でも繰り返し反応を手助けできる．酵素がいかに生命を支える体の触媒として優れているかがわかるであろう．

8.1 酵素反応はなぜおだやかな条件で進むのか

A. 効率のよい酵素−基質複合体をつくる

S : substrate
P : products

　基質 (S) → 生成物 (P) という化学反応において，どんな場合でも基質はエネルギーレベルの高い反応中間物質を経て生成物を生成する．このような乗り越えなければならない大きな山 (活性化エネルギー) があるため，基質 → 生成物の反応は自然には起こらない．触媒は基質を結合して障壁の山を低くし，反応を進みやすくすることができる (図 8.1)．触媒の中でも，酵素は白金などに比べて乗り越える山が一段と低く，活性化エネルギーも少なくてすむ (表 8.1)．つまり，酵素が基質と結合して，生体内の触媒反応をするのに非常に効率のよい，酵素−基質複合体をつくることにほかならない (図 8.2)．

　酵素は分子量 1 万くらいから数百万までの大きなタンパク質分子で，溶液中では折りたたまれて，柔軟性に富む特有の形をつくり上げている．その表面にある特定の 1 か所のくぼみや割れ目 (活性部位) は，基質分子の形を正確に見分けて，柔軟にはめ込む．そのときの微妙な構造変化が次の触媒反応を導く．

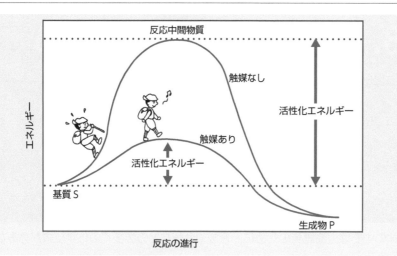

図 8.1　化学反応で越えなければならないエネルギーの山

	活性化エネルギー	
	(kJ/mol)	(kcal/mol)
触媒なし	75.3	18.0
白金	49.0	11.7
カタラーゼ	23.0	5.5

表 8.1　過酸化水素水の分解に必要な活性化エネルギーの大きさ

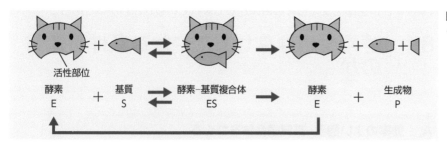

図 8.2　酵素反応のしくみ

B.　酵素のこだわり：基質特異性と反応特異性

　酵素はある限られた基質のみを認識し反応する基質特異性がある．たとえば二糖類はおのおのの専属の酵素によって，2 つの単糖に加水分解される．

$$マルトース \xrightarrow{マルターゼ} グルコース + グルコース$$

$$スクロース \xrightarrow{スクラーゼ} グルコース + フルクトース$$

$$ラクトース \xrightarrow{ラクターゼ} グルコース + ガラクトース$$

　また，酵素は特定の反応にだけ作用する反応特異性がある．同じグルコース6-リン酸を基質にする酵素でも，次のように異なった反応をする．

8.　酵素：生命を支える体の触媒

$$\text{グルコース 6-リン酸} \xrightarrow[\text{イソメラーゼ}]{\text{グルコースリン酸}} \text{フルクトース 6-リン酸}$$

$$\text{グルコース 6-リン酸} + H_2O \xrightarrow[\text{ホスファターゼ}]{\text{グルコース-6-}} \text{グルコース} + \text{リン酸}$$

特異性には厳密な場合も，ある程度ゆるやかな場合もある．必要な代謝経路に関する酵素は，ほとんどが厳密な特異性をもっているため，複雑な代謝経路でもまちがいなく整然と進行させることができる．しかも不要な副産物をつくらない．

C. 補助因子を必要とする酵素

タンパク質単独ではたらく酵素もあれば，活性部位にタンパク質以外のビタミンや金属などの低分子があって初めてはたらく酵素もある．つまり，タンパク質部分（アポ酵素）に補助因子を結合してホロ酵素となって機能できるようになる（図8.3）．補助因子のうち，水溶性ビタミンB群を前駆体とする有機低分子化合物である場合を補酵素という（表8.2）．補助因子が，ペルオキシダーゼの鉄ポルフィリンのように，しっかりと結合している場合には特に補欠分子族といい，金属原子を含むものが多い．また酵素によっては，マグネシウムイオン（Mg^{2+}），カルシウムイオン（Ca^{2+}），ナトリウムイオン（Na^+），カリウムイオン（K^+）などの金属イオンをゆるく結合すると，より反応が進む場合がある．ビタミンや微量元素は，補助因子や金属イオンとして酵素のはたらきを支配しているので，栄養生化学的にも重要視されている．

表8.2 ビタミンB群の補酵素と酵素（表12.1 参照）
ThDP（TPP）：thiamine pyrophosphate, チアミンニリン酸（またはチアミンピロリン酸）
FMN：flavin mononucleotide, フラビンモノヌクレオチド（またはリボフラビン5'-リン酸）

	補酵素	酵素名
ビタミン B_1	ThDP	α-ケトグルタル酸デヒドロゲナーゼ
ビタミン B_2	FMN	グリコール酸オキシダーゼ
ニコチン酸	NAD^+	アルコールデヒドロゲナーゼ
ビタミン B_6	PLP	アミノトランスフェラーゼ
パントテン酸	CoA	アシル CoA シンテターゼ

図8.3 補酵素のはたらき

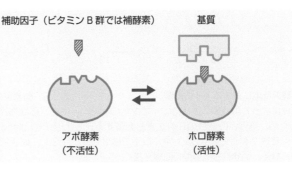

補助因子（ビタミンB群では補酵素）　　基質

アポ酵素（不活性）　　ホロ酵素（活性）

8.2 | 酵素反応のさまざまな性質

A. 酵素反応は pH や温度によって変わる

　酵素はタンパク質であるため，酵素反応にもタンパク質特有の性質が反映している．酵素タンパク質は pH や温度によって影響されるので，酵素活性も最適 pH（図 8.4）や最適温度（図 8.5）がある．

B. 基質濃度を変化させると，酵素の特徴がわかる

　酵素の濃度を一定にして，いろいろな濃度の基質で酵素反応を行うと，図 8.6 のような双曲線を描く．この酵素反応を数式で表現するとミカエリス・メンテンの式で次のように表される．

$$v = \frac{V_{max} \cdot [S]}{K_m + [S]}$$

　　v：反応速度，V_{max}：最大速度，$[S]$：基質濃度，K_m：ミカエリス定数

　上式の両辺の逆数をとると，

$$\frac{1}{v} = \frac{K_m}{V_{max}} \cdot \frac{1}{[S]} + \frac{1}{V_{max}}$$

となり，これはラインウィーバー・バークの式といい，実験結果から酵素 V_{max} と K_m 値を求めるのに便利である（図 8.7）．

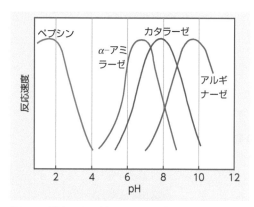

図 8.4　酵素反応に対する pH の影響
溶液の pH によって酵素の活性部位のイオン化の状態が変わるため，基質との結合のしやすさも影響する．最適 pH は普通 7 付近で，10 以上や 4 以下でははたらきが弱くなる．いずれもベル型の曲線を描く．

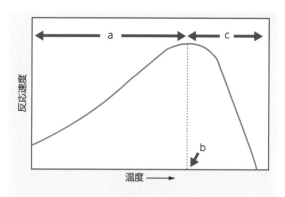

図 8.5　酵素反応に対する温度の影響
化学反応は温度が高くなると速く進む（a）が，酵素は温度が上がりすぎると熱変性を起こす（c）．最適温度（b）は普通 30 〜 40 ℃で体温とほぼ同じある．

図 8.6　酵素濃度を一定にしたときの基質濃度と反応速度との関係

一次反応：速度 v は基質の濃度 [S] が低いときは，濃度に比例して大きくなる．

ゼロ次反応：基質濃度が過剰になると酵素の能力の限界を超えて，基質濃度が変化しても反応速度は一定の値（V_{max}）に近づき，変わらなくなる．

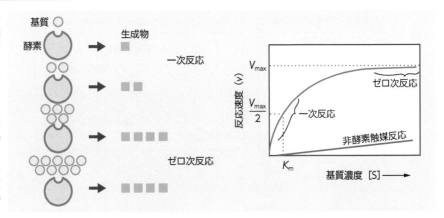

図 8.7　ラインウィーバー・バークプロット

K_m（ミカエリス定数）：酵素反応に固有の値．酵素と基質の相性の善し悪し（親和性）を表す．K_m の値が小さいほど基質との親和性が高い．K_m 値は最大速度の $\frac{1}{2}$ の速度を示すときの基質濃度に等しい．

V_{max}（最大速度）：酵素に固有の値．大きいほど一定時間内によりたくさんの基質を生成物に変化させることを意味する．

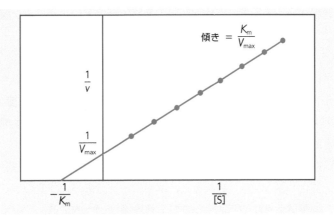

8.3 なぜ酵素は体内での化学反応を円滑に秩序正しく進行させるのか

　化学薬品，毒物，抗生物質など，酵素に結合して反応を妨害する物質を阻害剤という．体の中では，代謝産物や酵素反応の生成物などが阻害剤として代謝の調節に重要なはたらきをしている．2 つの代表的な阻害様式を図 8.8 に示す．阻害剤が基質の構造の一部と類似しているため，酵素の活性部位を基質と奪い合う阻害を競合阻害という．親和性が低くなるため K_m 値は高くなる．基質濃度を増していくと，いずれは V_{max} に達するという特徴がある．次に基質とはまったく構造の異なる阻害剤が，酵素の活性部位以外に結合するために酵素が変形して起こる阻害を，非競合阻害という．基質を奪い合うことはないので，K_m 値は変化しないが，V_{max} に達することはない．代謝経路で最終産物が多くなると，その最終産物が非競合阻害剤として，最初の反応をする酵素に結合して阻害することがしばしば見られる．このときの酵素をアロステリック酵素といい，このような阻害

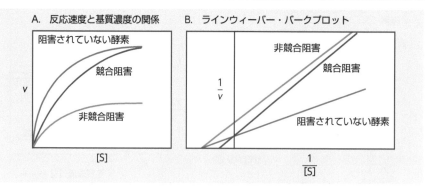

図 8.8　阻害剤による酵素反応の妨害

A. 反応速度と基質濃度の関係

阻害されていない酵素
競合阻害
非競合阻害
v
[S]

B. ラインウィーバー・バークプロット

非競合阻害
競合阻害
阻害されていない酵素
$\dfrac{1}{v}$
$\dfrac{1}{[S]}$

で最終産物の生成量を調節する機構をフィードバック阻害という（図8.9）．それとは逆に原料が多くある場合，代謝経路の最終段階のアロステリック酵素に原料物質が結合して活性化し，代謝をどんどん進める機構（フィードフォワード促進）もある．

　このようにアロステリック酵素は，活性部位とは異なる部位に基質や補酵素以外の低分子化合物が非共有結合することによって，酵素の構造に影響を及ぼし，その酵素の活性を促進したり，抑制したりする．代謝の途中段階で生成物が過剰にたまると病気の原因にもなるので，これらの機構は重要である．

　また，代謝経路における酵素活性の調節に，酵素のリン酸化–脱リン酸化がある．酵素がリン酸化や脱リン酸化されると，酵素の一部分の電荷が変わって構造変化を起こし，酵素は活性化や不活性化されて代謝系がいっきに進んでいく．タンパク質リン酸化酵素（プロテインキナーゼ）は，標的となる酵素の特定のセリン，トレオニン，チロシン残基にリン酸基を共有結合させる．また，タンパク質脱リン酸化酵素（プロテインホスファターゼ）は，リン酸化酵素のリン酸基を加水分解して外

図 8.9　アロステリック酵素の制御

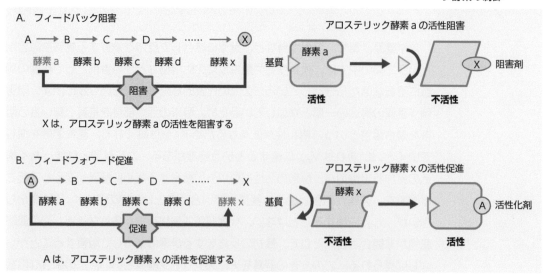

A. フィードバック阻害

A ⟶ B ⟶ C ⟶ D ⟶ …… ⟶ Ⓧ

酵素 a　酵素 b　酵素 c　酵素 d　　酵素 x

阻害

X は，アロステリック酵素 a の活性を阻害する

アロステリック酵素 a の活性阻害

基質　酵素 a　　活性　⟶　不活性　Ⓧ 阻害剤

B. フィードフォワード促進

Ⓐ ⟶ B ⟶ C ⟶ D ⟶ …… ⟶ X

酵素 a　酵素 b　酵素 c　酵素 d　　酵素 x

促進

A は，アロステリック酵素 x の活性を促進する

アロステリック酵素 x の活性促進

基質　酵素 x　不活性　⟶　活性　Ⓐ 活性化剤

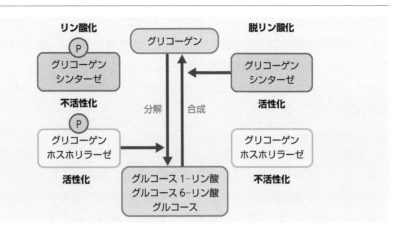

図 8.10　グリコーゲン代謝のリン酸化−脱リン酸化による調節
ホスホリラーゼリン酸化酵素やタンパク質脱リン酸化酵素は，血糖濃度に応答したインスリンやグルカゴンなどのホルモンによって調節されている（15.6 節膵ホルモン参照）．

す．これらの酵素のはたらきで標的酵素のリン酸化−脱リン酸化のスイッチが入る．

　肝臓においてグリコーゲン合成とその分解ではたらく酵素は，リン酸化−脱リン酸化によって活性が変動する．リン酸化酵素によってグリコーゲンシンターゼは不活性化され，グリコーゲンホスホリラーゼは活性化される．脱リン酸化酵素がはたらくとそれぞれ逆になる．その結果，これらの酵素のリン酸化−脱リン酸化は血糖値を調節する効果的なスイッチとなっている（図 8.10）．

　不活性の酵素（前駆体タンパク質）の一部分のペプチド鎖を切断することではじめて活性化酵素に変換するものもある（図 8.11）．消化酵素や血液凝固・繊維素溶解に関するタンパク質分解酵素の多くでみられる．胃粘膜の主細胞から分泌される不活性型のペプシノーゲンは，胃酸の作用で 44 残基のアミノ酸が切り取られ，活性部位が露出して活性型のペプシン（アミノ酸 326 個）になる．膵液に含まれる消化酵素も同様に，前駆体のトリプシノーゲンやキモトリプシノーゲンは不活性型で分泌され，それぞれペプチド鎖の切断を経て，活性型のトリプシン，キモトリプシンとなる．

　生体のホメオスタシス（恒常性）を保つのに重要なのは，物質代謝における酵素反応によってできる代謝産物の量である．前述のように酵素反応を制御するさま

図 8.11　限定的分解による酵素の活性化
[David S. Goodsell and RCSB PDB, Molecule of the Month]

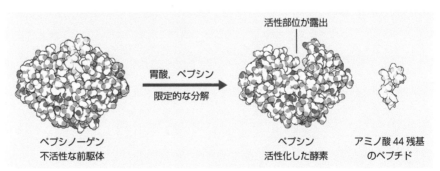

ペプシノーゲン
不活性な前駆体

胃酸，ペプシン
限定的な分解

活性部位が露出

ペプシン
活性化した酵素

アミノ酸 44 残基のペプチド

ざまなしくみがあるが,そのほかに直接的に酵素量を増減するという調節もある.
これらは別々の機構で行われる. ある酵素の誘導物質が酵素の mRNA を増やし,
新たにタンパク質合成して酵素量を増やす. 一方, ユビキチン–プロテアソーム
系やオートファジー–リソソーム系(6.2 節参照)で, 酵素を速やかに分解して酵素
量を減少させている.

酵素は, おだやかな条件下で, 生体内の化学反応の活性化エネルギーを
低くして, 効率よく触媒するタンパク質である. 酵素のくぼみにあたる活
性部位に, 特定の基質を結合して(基質特異性)複合体をつくり, 特定の化学
反応を触媒する(反応特異性). 補酵素や金属は, 酵素反応の進行役として欠
かせない. 酵素のはたらきぶりは, K_m 値と V_{max} という実験値で表される.
酵素反応は pH や温度の影響を受け, それぞれの最適 pH と最適温度のとき
に最大酵素活性を示す. また酵素反応は阻害剤により妨害を受ける. 最終
産物の生成量の調節はアロステリック酵素により行われている. 酵素のリ
ン酸化・脱リン酸化により, 代謝系酵素の活性が制御される.

問題 酵素に関する記述である. 最も適当なのはどれか. 1 つ選べ.

[第 37 回管理栄養士国家試験問題 20]

(1) 酵素は, 化学反応の活性化エネルギーを増大させる.
(2) 競合阻害では, 反応の最大速度(V_{max})は低下する.
(3) 競合阻害物質は, 活性部位に結合する.
(4) ミカエリス定数(K_m)は, 親和性の高い基質で大きくなる.
(5) トリプシノーゲンは, リン酸化により活性化される.

9. エネルギー代謝：エネルギーの産生と利用

9.1 生体のエネルギー

A. 生体が利用できるエネルギー

＊1　日常生活の中では各種のエネルギー源（暖房機器の電気やガス，輸送・交通における電気やガソリンなど）を利用することによって，人体が消費するエネルギーを節約することはできる．

＊2　生体内での化学反応のほとんどは酵素タンパク質を触媒としている．そのため，高い反応速度と厳密な基質特異性を示す．通常の化学反応とは大きく異なり，酵素反応では，不要な副産物をつくらないうえ，反応に要するエネルギーも節約できる．生体内の酵素反応は37℃，1気圧，pH7付近の生理的条件下で行われている．

　私たちが毎日食事をするのは体をつくり機能を整える栄養素とともに，必要なエネルギー源を獲得するためである．生体の機能を維持していくうえで，直接利用できるエネルギーは食物成分が保有している化学エネルギーだけに限られている[*1]．生体内では物質代謝が絶えず行われており，食物中のエネルギー源となるエネルギー産生栄養素（三大栄養素）から，それぞれの代謝分解過程で化学エネルギーが産生される．もし，食物からのエネルギー供給が不十分なときは必要に応じて体成分が分解されて，不足したエネルギー分が補充される．食物供給が途絶え，さらに体成分も消費してしまうと死に至る．生産されたエネルギーはATP（アデノシン 5′-三リン酸，アデノシン三リン酸ともいう）の高エネルギーリン酸結合として蓄えられ，ATP のリン酸結合が加水分解されるときにエネルギーが得られる．このエネルギーを使って生体内の各種生命活動が行われる（図 9.1）．

B. エネルギーを取り出す化学反応は酵素を触媒とする酸化還元反応

　大気中で物質が燃えるように，生体はエネルギー源となる化合物に直接酸素を反応させていない．酸化と還元という 2 つの化学反応から，酵素を触媒[*2]とすることでエネルギーを取り出している．

　生体内の酸化とは，単なる酸素の付加反応だけでなく，物質から水素（電子）が離脱することも含んでいる．物質に水素（電子）が付加された場合には還元されたという．

　生体内でエネルギーを得るための物質酸化は，まず水素を他の物質に移す脱水

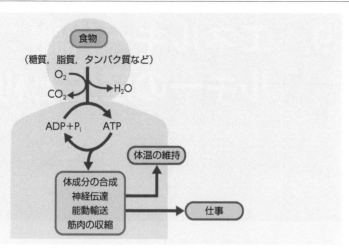

図 9.1　生体内のエネルギーは ATP

P_i は無機リン酸.

素反応から始まる．酸化と還元の両反応は共役して起こるので，酸化還元反応といわれ，酸化還元酵素（酸化酵素，脱水素酵素，還元酵素，酸素添加酵素などがある）が反応にかかわる．

9.2　エネルギーの種類

A.　利用できるエネルギーと利用できないエネルギー

　体内で化学反応が進行する際のエネルギー変化では，利用できるエネルギーと利用できないエネルギーが発生する．この利用できるエネルギーを自由エネルギーという*．私たちは糖質，脂質，タンパク質の分解反応で生じる自由エネルギーを高エネルギー化合物（ATPなど）の形で捕捉して生体内で利用していることになる．そして，利用できないエネルギーの多くはそのまま熱となる．

　ギブスの自由エネルギー変化（ΔG）では，反応系から放出される場合は負（−ΔG），反応系に吸収される場合を正（＋ΔG）として表すことになっている（表9.1）．また，前者のような自由エネルギー放出反応を発エルゴン反応といい，後者を吸エルゴン反応という．したがって，生体内の吸エルゴン反応では，ATPなどの高エネルギー化合物からの自由エネルギー供給を受けて反応が進行する．

*　熱力学の第一法則であるエネルギー保存の法則では，エネルギーはその様式が変わっても（エンタルピー変化）消滅したり新しく生成することはないので，自由エネルギーと利用できないエネルギーの和は反応の前後で等しい．もし，反応後に利用できないエネルギーが増加すると，その分，自由エネルギーは減少することになる．なお，化学反応では自由エネルギーが減少する方向（無秩序化，エントロピーの増大）に，平衡（エントロピー最大）に至るまで自発進行する（熱力学の第二法則）．

表 9.1　化合物の自由エネルギー

[資料：W. P. Jencks, *Handbook of Biochemistry and Molecular Biology*, CRC Press (1976)]

	ΔG°′ (kcal/mol)		ΔG°′ (kcal/mol)
ホスホエノールピルビン酸	− 14.8	アセチル CoA	− 7.5
1,3−ビスホスホグリセリン酸	− 11.8	グルコース 1−リン酸	− 5.0
クレアチンリン酸	− 10.3	グルコース 6−リン酸	− 3.3
ATP（→ ADP + P_i）	− 7.3	グリセロール 3−リン酸	− 2.0

図 9.2　生体内でのエネルギー変換

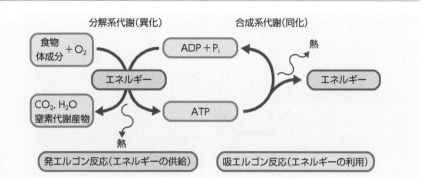

発エルゴン反応と吸エルゴン反応は共役していることが多い．このエルゴンとは仕事を意味するギリシャ語である．

B.　生体内の高エネルギー化合物と自由エネルギーの受け渡し

　生体内の高エネルギー化合物にはリン酸化合物が多く，特に重要な役割を果たしているのが ATP* である．ATP は発エルゴン反応で生じた化学エネルギーの供給を受けて生成する．ATP がリン酸結合を解く際には自由エネルギーを遊離するので，このエネルギーを利用して吸エルゴン反応が進行する（図 9.2）．

　ATP はエネルギーの運搬役としてはたらき，種々の生命活動に必要なエネルギーを供給する．ATP が運ぶエネルギーは，エネルギーを必要とする生体内のあらゆる反応系で使用される．エネルギーを放出した ATP は ADP（アデノシン5′-二リン酸）に変わるが，自由エネルギーが与えられれば ATP に再生する．ATP の再利用がないと，日々体重に相当する量の ATP 合成が必要である．しかし，体全体の ATP 量は約 100 g 程度と見積もられており，極めて効率のよい再利用が行われている．

9.3　ATP の産生

A.　基質レベルのリン酸化

　高エネルギー化合物（基質）が ADP に自由エネルギーを移行させて ATP が生成することを基質レベルのリン酸化という（図 9.3）．高エネルギー化合物の加水分解反応と ATP 生成の共役反応は，解糖系（2 か所）とクエン酸回路（1 か所）に見られる．基質レベルのリン酸化で供給される ATP 量は，全体の 10% にも満たない．

＊　ATP 以外にも，UTP（ウリジン 5′-三リン酸），CTP（シチジン 5′-三リン酸：cytidine triphosphate），GTP（グアノシン 5′-三リン酸）などの高エネルギーヌクレオシド三リン酸がある．酵素反応により使い分けられており，UTP は糖質代謝に，CTP は脂質代謝に，GTP はタンパク質代謝や情報伝達などで機能することが多い．また，筋肉細胞ではクレアチンリン酸の形で化学エネルギーが貯蔵されており，必要に応じて ATP 合成に使用される．

図 9.3 ATP の構造と
基質レベルのリン酸化

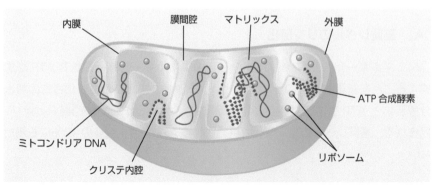

アデニン

リボース

アデノシン

AMP

ADP

ATP

基質 〜 P ＋ ADP ⟶ 基質 ＋ ATP

B. 酸化的リン酸化と電子伝達系

　酸素の供給（好気的条件）によって反応するリン酸化を酸化的リン酸化という．酸化的リン酸化では，基質レベルのリン酸化とは異なり，効率のよい ATP 合成が行われる．酸化的リン酸化では 1 回の化学反応で生じた水素（電子）が秩序だった一連の反応過程に伝達されて，最後に酸素と結合して水となる過程で複数個の ATP がつくられる．

　この反応系は脱水素反応による水電子伝達とシトクロムによる電子伝達系から構成され，構成する複合物質は（複合体Ⅰ，Ⅱ，Ⅲ，Ⅳ）ミトコンドリア内膜（図9.4）*に秩序正しく配置されている．解糖系，クエン酸回路，脂肪酸の β 酸化などでできた 1 分子の NADH（還元型 NAD）と FADH$_2$（還元型 FAD）からはそれぞれ平均 2.5 分子と平均 1.5 分子の ATP ができる（図 9.5）．嫌気呼吸である解糖系と好気呼吸であるクエン酸回路，電子伝達系の反応は，次の式で表される．

＊　ミトコンドリア膜は，表面の外膜と内部にひだ状に折りたたまれた内膜からなる．外膜における物質の透過性はそれほど厳密ではない．しかし，内膜には外膜よりも多くの輸送タンパク質があり，極めて選択的な物質輸送が行われている．内膜のひだ状構造物をクリステという．クリステは表面積を拡大するのに役だっている．マトリックス内には数百種類の酵素が存在している．

図 9.4　ミトコンドリアの構造

内膜　　膜間腔　　マトリックス　　外膜

ミトコンドリア DNA

クリステ内腔

ATP 合成酵素

リボソーム

図 9.5　ATP の産生

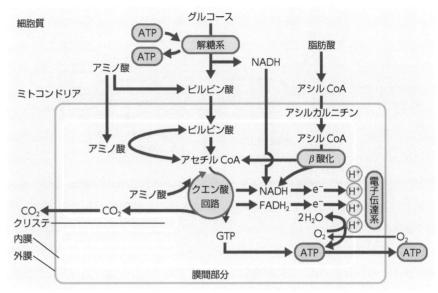

*1　褐色脂肪組織では，ミトコンドリアに脱共役タンパク質が存在し，電子伝達系でATP を産生するかわりに，体温調節に重要な熱を発生させる.

*2　高圧酸素を満たした容器内で食物試料を瞬間的に完全燃焼させる. 生じた熱を水温の上昇から測定する. 1 kcal は 1 気圧の下で，1 kg の水を14.5 ℃から1 ℃上昇させるのに必要なエネルギーをカロリーと名づけた. と定めている. なお，1 kcal ＝4.184 kJ である.

*3　現在日本で使用されているエネルギー換算係数は食品によって異なる. 使用されている換算係数は次の3種類である. アトウォーターの係数，FAO（国際連合食糧農業機関）の換算係数，日本人における利用エネルギー測定調査結果に基づく換算係数.

$$C_6H_{12}O_6 + 6\,O_2 + 6\,H_2O \longrightarrow 6\,CO_2 + 12\,H_2O + 32\,ATP\,(\text{または}\,30\,ATP)$$
（グルコース）

使用される酸素は呼吸によって供給されることから呼吸鎖ともいわれている. 酸素の供給が途絶えると，当然この反応は起こらなくなる[*1]. 脱共役剤（ジクマロール，2,4-ジニトロフェノールなど）もまた電子伝達系の反応から ATP 産生を切り離して空回りさせ，自由エネルギーの供給を阻害する.

9.4 ｜エネルギー量の測定

A.　食物のエネルギーのすべてが利用されるわけではない

食物が保有しているエネルギー量はボンベ熱量計[*2] で測定することができる. しかし，ここで測定されるエネルギー量は物理的燃焼値である. 摂取した食物成分のすべてが体内で完全に利用されるわけではないことから，食物の物理的燃焼値をそのまま体内で利用できるエネルギー量として使用できない.

そこで，私たちは食物の消化吸収率と尿中への排泄量を補正した生理的燃焼値を摂取した食物のもつエネルギー量[*3] として栄養価計算に用いている（図 9.6）.

B.　生体のエネルギー消費量

生体のエネルギー消費量を測定する方法には，直接熱量測定法と間接熱量測定法がある. 直接法は，生体内で産生された自由エネルギーが外部への仕事などに

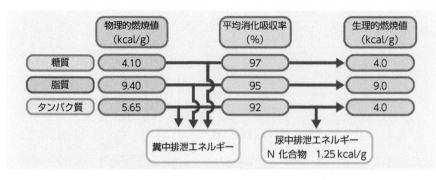

図 9.6　栄養素の体内で利用できるエネルギー量（アトウォーターの係数）

使用されないときは，最終的に熱として体外へ放出される（輻射，伝導，対流，水分蒸発）ことから，体全体のエネルギー産生量をまるごと放熱量として測定する方法である．

　正確に測定できる装置としてアトウォーター・ローザ・ベネディクト型呼吸熱量計がよく知られている．この装置は大がかりで費用もかかるが，同時に酸素消費量と二酸化炭素排出量も測定できる．

　間接法は，呼気のガス分析結果から知る方法である．体内で消費した酸素量と発生した二酸化炭素量を呼気分析から，そして窒素化合物は尿中排泄量を分析することによって，体内で産生したエネルギー量を計算で求める方法である．呼気が採集できればよく，基礎代謝量（BMR），労作時や運動時のエネルギー消費量の測定，また，その際利用された糖質，脂質，タンパク質のそれぞれの量を知ることができるので，一般にはこの方法がよく使用されている．

BMR : basal metabolic rate

　呼気分析で得た酸素消費量と二酸化炭素産生量の比を呼吸商（RQ $= CO_2/O_2$）といい，RQ $= 1.0$ であれば糖質のみがエネルギー源として利用されていることを示し，脂質のみであれば RQ $= 0.707$ となる．なお，糖質から脂肪酸合成が行われているときの呼吸商は 1 よりも高くなる．

RQ : respiratory quotient

　日常生活のエネルギー代謝のうち，特に生命を維持していくうえで必要最低限の覚醒時におけるエネルギー消費量を基礎代謝量という．エネルギー代謝が，飲食物の摂取，薬剤の服用，精神的動揺，種々の身体活動，環境条件などによって変動するため，基礎代謝量の測定は，食後 12 時間以上経過した早朝空腹時に，快適な環境条件のもと，30 分以上安静にした仰臥安静，しかも目を覚ました状態で行う必要がある．基礎代謝量は，性，年齢，体型などにより異なるが，体表面積あたりで表すと一定の値となる．また，基礎代謝量は各種エネルギー代謝の基になっており，睡眠時のエネルギー消費量は基礎代謝量の 90%，安静時については基礎代謝量の 1.2 倍とみなすことができる．

　最近では，被験者に負担をかけずに呼気採集を行いながらガス分析のできる装置も開発されている．入院患者などに対してもベッドサイドにおいて疾患時のエネルギー消費量測定が可能となり，栄養評価に用いられる．

生体が生命活動に利用できるエネルギーは化学エネルギーであり，食物中のエネルギー源から ATP に転移されたものを使用している．ATP に移される自由エネルギーはおもに分解代謝（解糖系，クエン酸回路，β 酸化など）を介して，基質レベルのリン酸化と酸化的リン酸化の 2 つの反応で取り出される．生命活動に使われたエネルギーは最終的に熱として体外に放出される．

問題　生体エネルギーと代謝に関する記述である．最も適当なのはどれか．

**　　1 つ選べ．**　　　　　　　　　　　　　　［第 36 回管理栄養士国家試験問題 20］

(1) 電子伝達系は，コエンザイム A（CoA）を含む．

(2) 電子伝達系では，二酸化炭素が産生される．

(3) 脱共役タンパク質（UCP）は，熱産生を抑制する．

(4) ATP 合成酵素は，基質レベルのリン酸化を触媒する．

(5) クレアチンリン酸は，高エネルギーリン酸化合物である．

10. 核酸の化学

　核酸は生物細胞のすべてに含まれており，遺伝情報を担う高分子物質である．生命現象を分子レベルで解明しようとする分子生物学と遺伝子解析技術の急速な発展は，栄養の分野にも広く導入されるようになり，栄養と遺伝子に関する多くの新しい知見が明らかにされてきた．

10.1 ミーシャーによるヌクレインの発見と核酸の構成成分

A. ミーシャーによるヌクレインの発見

　ミーシャーは，南ドイツにおいて病院に入院している患者の包帯から膿を取り出し，白血球細胞核の成分について研究した．これらの成分はアルカリを加えて抽出され，酸によって沈殿する物質で窒素とリン含量の高い物質であった．この物質は核部分から抽出されたことからヌクレインと名付けられた（1869年）．これが，核酸の最初の発見である．のちにアルトマンによって核酸と命名された．

B. 核酸の構成成分

　核酸は，DNA（デオキシリボ核酸）とRNA（リボ核酸）の2つの大きなグループに分けられる．核酸は，ヌクレオチドが重合した一種のポリマーであるが，モノマー単位であるヌクレオチドは，糖，塩基ならびにリン酸基から構成されている．

a. 核酸を構成する糖

　核酸を構成する糖はDNAもRNAも五炭糖であるが，RNAはリボースという糖であるのに対し，DNAではリボース2番目の炭素原子の位置にあるヒドロキシ基（−OH）から酸素原子が1個とれたデオキシリボースという糖である（図10.1）．

b. 核酸を構成する塩基

　プリン塩基にはアデニン（A）およびグアニン（G）が，またピリミジン塩基には

図 10.1 核酸を構成する糖
数字は糖の炭素の位置を示す.

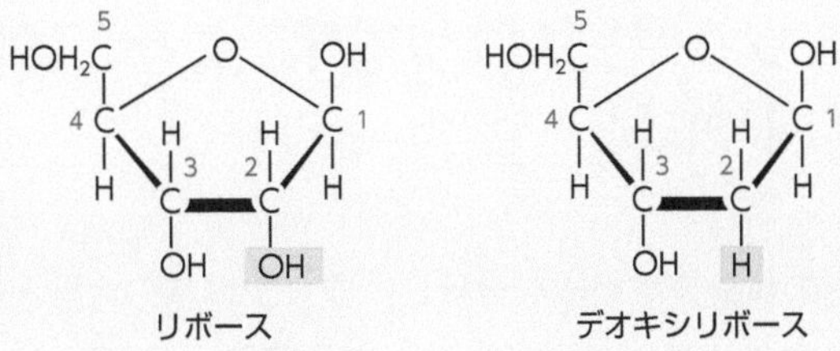

リボース

デオキシリボース

図 10.2 核酸を構成する塩基

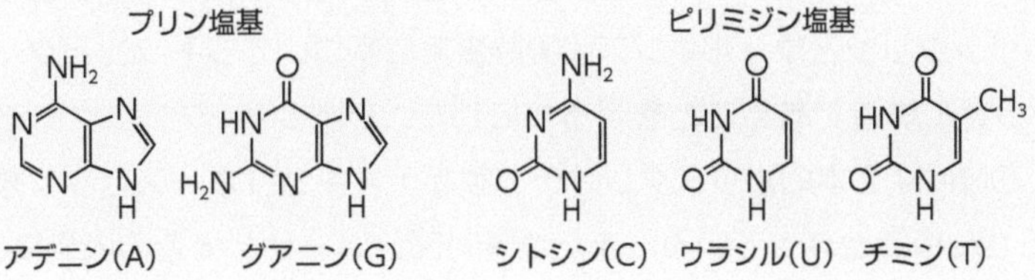

プリン塩基

ピリミジン塩基

アデニン(A) グアニン(G) シトシン(C) ウラシル(U) チミン(T)

シトシン(C), ウラシル(U), チミン(T)がある. A, G, Cの3種類はDNAにもRNAにも共通の塩基であるが, 残りの1種類はDNAではTであるのに対し, RNAではUである(図10.2).

c. ヌクレオシドとヌクレオチド

糖に塩基が N–グリコシド結合したものがヌクレオシドである. またヌクレオシドにリン酸がエステル結合したものをヌクレオチドという(表10.1, 図10.3).

表 10.1 ヌクレオシドとヌクレオチド
dAMP: deoxy-adenosine 5′–monophosphate
GMP: guanosine 5′– monophosphate
dGMP: deoxy-guanosine 5′–monophosphate
CMP: cytidine 5′– monophosphate
dCMP: deoxy-cytidine 5′–monophosphate
UMP: uridine 5′– monophosphate
dTMP: thymidine 5′–monophosphate

糖	塩基	ヌクレオシド	ヌクレオチド(略号)
リボース	アデニン	アデノシン	アデノシン 5′—リン酸(AMP)
デオキシリボース		デオキシアデノシン	デオキシアデノシン 5′—リン酸(dAMP)
リボース	グアニン	グアノシン	グアノシン 5′—リン酸(GMP)
デオキシリボース		デオキシグアノシン	デオキシグアノシン 5′—リン酸(dGMP)
リボース	シトシン	シチジン	シチジン 5′—リン酸(CMP)
デオキシリボース		デオキシシチジン	デオキシシチジン 5′—リン酸(dCMP)
リボース	ウラシル	ウリジン	ウリジン 5′—リン酸(UMP)
デオキシリボース	チミン	チミジン	チミジン 5′—リン酸(dTMP)

図 10.3 ヌクレオシドとヌクレオチド

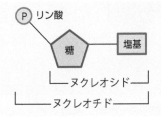

10.2 ワトソンとクリックによる二重らせん構造の発見

　動物や細菌からの核酸塩基組成を分析し，プリン塩基の合計とピリミジン塩基の合計がどのような生物種においても 1 : 1 であることを明らかにしたシャルガフの実験．そして，DNA の X 線回折像から DNA 繊維がらせん型であることを示したフランクリンとウィルキンズの実験事実に基づいてワトソンとクリックは DNA がらせん構造であることを明らかにした．ワトソン–クリックのモデルによると，DNA は 2 本のポリヌクレオチド鎖がデオキシリボースとリン酸を外側に二重らせん構造となっている．また塩基対部分はらせん構造の内側にあって，チミンとアデニンが 2 本ずつまたグアニンとシトシンが 3 本ずつ手を出し水素結合を介して結合している（図 10.4）．

　二本鎖 DNA には，直鎖状のものと環状のものがある．環状 DNA には位相幾何学的な異性体があり，ねじれた超らせん構造（スーパーコイル）と弛緩したねじれのない状態が存在する．

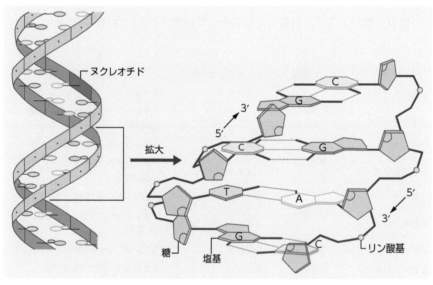

図 10.4　DNA の二重らせん構造
━●━ ホスホジエステル結合
……… 水素結合
DNA の二重らせん構造では糖を外側の骨格にしてリン酸基でつながり，内部では塩基どうしが水素結合を形成している．

10.3 二本鎖を分離したり元に戻せる DNA

　二本鎖 DNA は，温度を上げたりあるいは適当な溶媒（高塩濃度，アルカリ，ホルムアミドなど）によって，物理的に一本鎖に解離できる．これを DNA の変性という．

一方，温度を上げて一本鎖に解離した DNA は，徐々に温度を下げると元の二本鎖 DNA に戻る．これを DNA の復元という．

10.4 染色質と染色体はどのように異なるか

染色体は，細胞が分裂するときにのみ観察される．分化した細胞では染色体像は観察されず，細胞核内にはモヤモヤした構造が観察される．細胞核内に分散していて塩基性色素で染まりやすい物質に対して，フレミングが 1880 年にクロマチン（染色質）という名称を与えた．また生化学的には，DNA と細胞核内タンパク質であるヒストンや非ヒストンタンパク質との複合体を意味する．クロマチンの単位構造はヌクレオソームといい，H2A，H2B，H3 それに H4 ヒストンの 2 分子ずつから構成される円柱状粒子に 140 塩基対（bp）の DNA が 1.67 回転巻き付いた構造である（図 10.5）．ヌクレオソームは，長い DNA を小さな細胞核内に圧縮して納めるのに好都合な構造である．

bp : base pair

図10.5　ヌクレオソーム構造

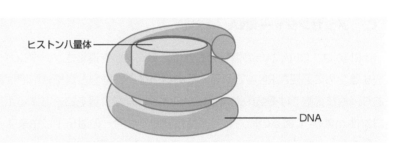

ヒストン八量体

DNA

10.5 RNA の構造と機能

A. リボソーム RNA（rRNA）

リボソームはタンパク質合成の場に必須の構造体であり，rRNA とタンパク質からなる大きな粒子で大小 2 つのサブユニットから構成され，2 個のいすを組み合わせた構造をしている（図 10.6）．原核細胞では 3 種類の rRNA が，真核細胞では 4 種類の rRNA が知られている．

B. トランスファー RNA（tRNA）

tRNA は，およそ 80 塩基からなる小分子の RNA である．細胞内には 40 ～ 50 種類の tRNA が存在し，タンパク質合成に使用されるアミノ酸を運ぶ役割を

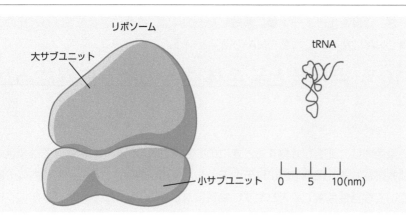

図 10.6　リボソームの構造
大きさを tRNA と比較している.

もつ．二次構造としてクローバー型をしているが，真ん中の葉の部分が各アミノ酸の遺伝暗号（コドンという）と対合できる配列をもっており，アンチコドンという．tRNA の 3′ 末端側には CCA という塩基配列があり，アミノ酸は末端の糖部分にアミノアシル tRNA シンテターゼによって付加され，アミノ酸の結合した tRNA はアミノアシル tRNA という（図 10.7）．

C.　メッセンジャー RNA（mRNA）

　mRNA は，DNA からの情報をもとに，アミノ酸を連絡させ，タンパク質を合成するために必要な RNA である．その構造は原核細胞と真核細胞では異なっており，原核細胞では複数の遺伝子に由来するタンパク質をコードするポリシストロン性 mRNA であるのに対して，真核細胞では単一の遺伝子に由来するタンパク質をコードするモノシストロン性 mRNA である（図 10.8）．

　真核細胞の mRNA では，5′ 末端に付加されたグアニン塩基がメチル化によって修飾されている（キャップ構造），3′ 末端には数十個のアデニンが付加されてポリ A 鎖を形成しているなどの特徴がある．これらの構造的特徴は，RNA からタンパク質への翻訳の効率や mRNA の安定性に関与していると考えられている．

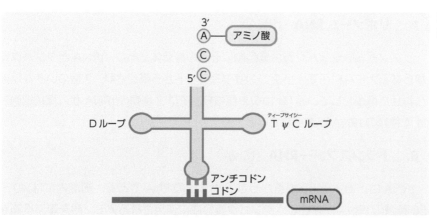

図 10.7　tRNA の構造

図 10.8　ポリシストロン性 mRNA とモノシストロン性 mRNA

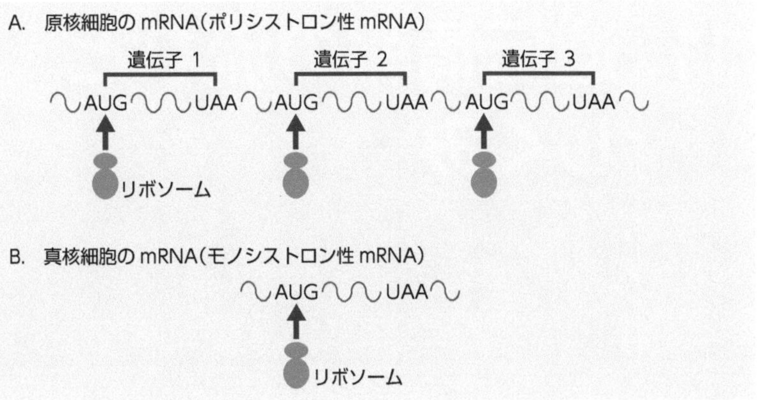

　ミーシャーは白血球細胞核からアルカリで抽出される窒素とリン含量の高い物質（ヌクレイン）を発見し，のちにアルトマンよって核酸と命名された．糖と塩基，リン酸から構成されるヌクレオチドはリン酸ジエステル結合を介して DNA や RNA の成分となっている．二重らせん構造の DNA は，細胞核内ではタンパク質と結合したクロマチンという構造をとっており，一方，RNA である rRNA，tRNA ならびに mRNA は細胞質においてタンパク質合成のために機能している．

問題　核酸とその分解産物に関する記述である．最も適当なのはどれか．

**　　1 つ選べ．**　　　　　　　　　　　　　[第 34 回管理栄養士国家試験問題 19]

(1)　核酸は，ペプチドに分解される．

(2)　ヌクレオチドは，構成糖として六炭糖を含む．

(3)　シトシンは，プリン塩基である．

(4)　アデニンの最終代謝産物は，尿酸である．

(5)　尿酸の排泄は，アルコールの摂取により促進される．

11. 遺伝情報の流れとしくみ

11.1 セントラルドグマ：遺伝情報の流れ

DNA の二重らせんモデルを確立したワトソンとクリックによって遺伝情報の流れを説明するためのセントラルドグマ（中心命題）が提唱された（図 11.1）.

(1) **複製** 二本鎖 DNA のそれぞれの DNA 鎖に対し，相補的なヌクレオチドを合成し，DNA の塩基配列を写しとる.

(2) **転写** DNA の情報を相補的な配列をもつ RNA に写しとる.

(3) **逆転写** レトロウイルスというウイルス粒子は遺伝物質を RNA としてもち，感染すると逆転写酵素の作用でウイルス RNA から DNA へ情報を転写する.

(4) **翻訳** mRNA に転写された遺伝情報にしたがってアミノ酸をつなぎ，タンパク質を合成する.

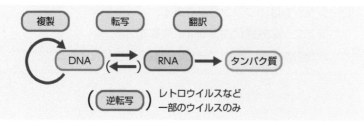

図 11.1 セントラルドグマ

11.2 DNA が同じ DNA 鎖を複製するしくみ

DNA を複製するしくみは，開始，伸長ならびに終結の 3 つの反応に分けられる.

図 11.2　DNA 複製の
開始と伸長

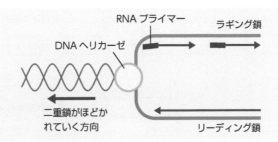

A.　DNA 複製の開始

　複製起点に DNA ヘリカーゼが作用し，DNA の二重らせんをほどく．開始反応に関与するいくつかのタンパク質がプライモソームという複合体を形成し，次に RNA ポリメラーゼ(DNA 依存性 RNA ポリメラーゼ)が DNA を鋳型にして 30 塩基ほどの短い RNA を DNA に沿って合成する．この RNA はプライマーといい，この RNA プライマーに続いて DNA 複製が開始する．

B.　DNA 複製の伸長

　開始反応で形成されたプライマーに続いて DNA ポリメラーゼⅢによる伸長が始まる．DNA がほどかれていく進行方向と同じ方向(リーディング鎖という)には DNA は連続的に合成される．しかし反対方向(ラギング鎖)では DNA の合成は不連続的である(図 11.2)．

C.　DNA 複製の終結

　DNA の複製が終結点に近づくと，DNA ポリメラーゼ I は RNA プライマーを除去する．除去された部分を DNA によって埋め，DNA リガーゼという酵素が切れ目をつないで複製を完了させる．

11.3 |遺伝子が転写されるしくみ

　真核細胞の遺伝子は大きく 2 つの領域から構成されている．1 つは構造遺伝子といわれる DNA から RNA へ転写される領域で，アミノ酸をコードする領域を含むエキソンとアミノ酸をコードしない意味のない領域(イントロン)から構成されている．遺伝子には読み始めと読み終わりの部分があり，RNA ポリメラーゼによって読み始め部分から読み終わり部分まで転写される．イントロンは，転写されたあとスプライシングといわれる機構によって切り捨てられ，最終的に成熟型の mRNA が形成される(図 11.3)．他方，構造遺伝子の上流には，プロモーター

11.3　遺伝子が転写されるしくみ　　79

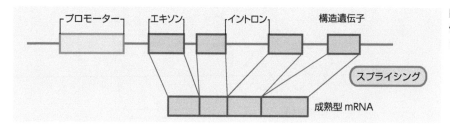

図 11.3　真核生物遺伝子の構造とスプライシング

といわれる領域があり，TATA Box（タタボックス）や CCAAT Box（キャットボックス）といわれる配列が存在している．TATA Box は RNA 合成を触媒する RNA ポリメラーゼの結合に必要な部位で，また CCAAT Box は転写の効率に関係している．プロモーターが支配している転写の効率を上昇させる塩基配列はエンハンサー，低下させる塩基配列はサイレンサーという．一方，これらの DNA 構造を認識して特異的に結合するタンパク質の存在が知られており，転写調節因子といい，DNA に結合したり離れたりして巧みに遺伝子の発現を調節している．転写調節因子は，DNA への結合様式から，ホメオドメイン，ジンクフィンガー，ロイシンジッパー，HMG Box などに分けられる．

T：チミン
A：アデニン
C：シトシン

HMG：high mobility group

11.4 ｜遺伝暗号はどのようにして解読されたか

　遺伝暗号の解読は，まずニーレンバーグが poly U（…UUUUU…）を鋳型として試験管内でのタンパク質合成系を用いて確かめた．実験の結果，フェニルアラニンのポリペプチド鎖（…PhePhePhePhe…）が合成されていることが観察された．塩基の種類は A，G，C，T の 4 種類である．1 個の塩基が 1 個のアミノ酸に対応する場合，4 種類のアミノ酸をコードできる．また 3 個の塩基が 1 個のアミノ酸に対応する場合は，64 種類（4^3）のアミノ酸をコードすることが可能である．3 個の塩基が 1 個のアミノ酸に対応すると考えると 64 通りになり，20 種類のアミノ酸の暗号としては十分である．いくつかの塩基の組み合わせによる実験や，コラーナによる化学合成した DNA の転写と翻訳による実験から，3 塩基で 1 個のアミノ酸を指定する暗号（コドン）が解読された（図 11.4）．

図 11.4　遺伝暗号表

AUG はメチオニンを
コードする配列であ
り，翻訳の開始を示す
開始コドンでもある.
UAA，UGA，UAG
は翻訳の終結を示す終
止コドンである.

		第 2 塩基			
		U	C	A	G
第1塩基	U	UUU UUC } Phe UUA UUG } Leu	UCU UCC UCA UCG } Ser	UAU UAC } Tyr UAA UAG } TERM	UGU UGC } Cys UGA TERM UGG Trp
	C	CUU CUC CUA CUG } Leu	CCU CCC CCA CCG } Pro	CAU CAC } His CAA CAG } Gln	CGU CGC CGA CGG } Arg
	A	AUU AUC } Ile AUA AUG Met	ACU ACC ACA ACG } Thr	AAU AAC } Asn AAA AAG } Lys	AGU AGC } Ser AGA AGG } Arg
	G	GUU GUC GUA GUG } Val	GCU GCC GCA GCG } Ala	GAU GAC } Asp GAA GAG } Glu	GGU GGC GGA GGG } Gly

11.5 | mRNA が翻訳されるしくみ

翻訳のしくみは，開始，伸長，終結の 3 つの反応に分けられる.

A. 真核細胞における翻訳の開始

まずリボソームの小サブユニット(40S)にメチオニンを付加した tRNA
(Met-tRNAi^Met) が結合する. この複合体は，さらに mRNA の AUG(開始コドン)
の位置に結合し，さらにリボソームの 60S 大サブユニットが結合して最終的に
80S 翻訳開始複合体を形成する(図 11.5). これらの過程には翻訳開始調節因子
(eIF) が必須である.

B. 翻訳の伸長

リボソーム上には，アミノアシル tRNA の結合する A 部位(アミノアシル部位)
と伸長中のペプチドを付加した tRNA が結合する P 部位(ペプチジル部位)が存在

図 11.5　翻訳開始複
合体の形成
キャップ構造やポリ A
鎖は，DNA から転写
されるときに付加され
る構造. ともに翻訳を
補助するはたらきなど
をもつ.

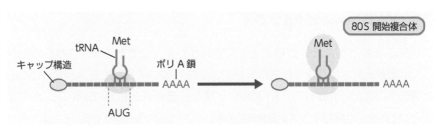

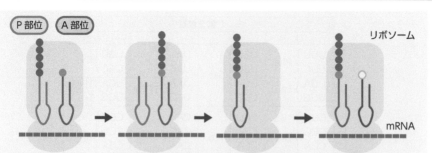

図 11.6　翻訳の伸長
〔: tRNA 🌡: アミノ酸

P 部位　A 部位　　　　　　　　　　　　　　　　　　リボソーム

mRNA

P 部位のペプチド基　　A 部位のペプチジル　　　新しいアミノアシル
の A 部位への移行　　　tRNA の P 部位への移行　　tRNA の A 部位への結合

する．P 部位に結合した tRNA はペプチジル tRNA という．A 部位には次のコド
ンに相当するアミノアシル tRNA が結合する．これらの 2 つの部位を巧みに利
用しながら 2 つの過程を経てペプチドの伸長が行われる．① P 部位のペプチジ
ル tRNA に結合したペプチド基はペプチジルトランスフェラーゼによって A 部
位上のアミノアシル tRNA のアミノ基に移ってペプチド結合をつくり，P 部位に
はペプチドのとれた tRNA が残る．② P 部位に残った空の tRNA がリボソーム
上から離されると，新しいペプチジル tRNA はリボソームの移動によって P 部
位に移る（この過程をトランスロケーションという）．その結果，つぎのコドンが A 部
位にくることになり，新しいアミノアシル tRNA が A 部位に結合する（図 11.6）．
これらの過程を繰り返すことによってペプチド鎖が伸長するが，ここでも翻訳伸
長因子の関与が必須である．

C.　翻訳の終結

　タンパク質合成は，mRNA の終止コドン（UAA，UAG，UGA）を識別し，完成
したタンパク質と tRNA のエステル結合を加水分解して終結する．開始コドン
として使用されたメチオニンは，タンパク質が立体構造をとる前に加水分解して
離される．これらの終結反応にも翻訳終結因子が関与する．

11.6　遺伝子にはたらきかける栄養素

A.　ビタミン A とビタミン D

　ビタミン A とビタミン D は，ともに脂溶性ビタミンであるが，これらのビタ
ミンは副腎皮質ホルモンや性ホルモンのようなステロイドホルモンと同じしくみ
で遺伝子にはたらきかける（12.1 節参照）．情報伝達物質としてのビタミン A とビ
タミン D（厳密にはビタミン A の誘導体であるレチノイン酸と活性型ビタミン D）は，それ

図 11.7　ビタミン A
およびビタミン D の
作用機構

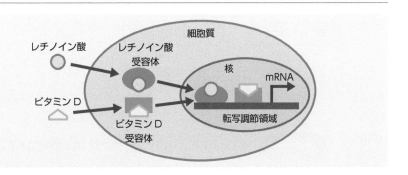

ぞれ役割を果たそうとする組織に到達すると，細胞膜の脂質二重層を通過し，細胞内に存在する受容体というタンパク質に結合する．ビタミンと結合した受容体タンパク質は，核内へ移行する．核内では，ゲノム DNA 上の特異的配列を認識して結合し，標的遺伝子の転写を促進して mRNA を合成する（図 11.7）．この場合，受容体タンパク質は転写調節因子の役割を果たしている．実際には，ビタミン A とビタミン D は遺伝子を制御して，細胞の増殖や分化あるいはカルシウム結合タンパク質の合成を調節する．

B.　糖質

　肝臓は，生体内における糖質代謝の中枢であり，血糖値を一定に維持するために余分な糖質を利用したり（グリコーゲン合成系と解糖系），新たに糖質を合成したり（糖新生）する．糖質が遺伝子にはたらきかける例として，解糖系の流れを調節する酵素であるピルビン酸キナーゼが知られている（2.3A 項参照）．ピルビン酸キナーゼ遺伝子上流には L 領域といい，ピルビン酸キナーゼ遺伝子の発現を調節するエンハンサー配列が存在している．食事をとったあと血糖値が高くなると，グルコースやフルクトースの代謝産物が産生され，これらの代謝産物と膵臓から分泌されたインスリンがともに転写調節因子である DNA 結合タンパク質の L 領域 DNA への結合を促進して，ピルビン酸キナーゼ遺伝子の発現を増大させる．その結果，新たにピルビン酸キナーゼが合成されて血糖値を下げるように機能する．

C.　鉄

　生体内では，鉄のほとんどがタンパク質と結合した複合体として存在しており，全体の 60 ～ 70% は赤血球のヘモグロビンに，3 ～ 5% はミオグロビンのようなヘムタンパク質に含まれている．鉄は，肝臓にフェリチン（7 ～ 15%）というタンパク質と結合した形で貯蔵鉄として緊急時のために蓄えられている．体内の鉄含量が高くなると肝臓でフェリチンの合成が起こって鉄を蓄えようとするし，逆に鉄含量が低くなるとフェリチンの合成は低下する．このようにフェリチンの合成の調節には鉄が直接関与している．

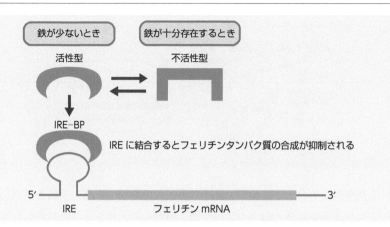

図 11.8　鉄によるフェリチン mRNA 翻訳の調節

　フェリチン mRNA の 5′ 末端上流の非翻訳領域には植物のツクシのような形をしたステムループという構造があり，IRE（鉄応答部位）という．ここに IRE‒BP（鉄応答部位結合タンパク質）が結合するとフェリチンタンパク質は合成されなくなる（図 11.8）．IRE‒BP が IRE に結合できるかどうかは，細胞内の鉄の量によって決められており，たとえば鉄が少ないと IRE‒BP は活性型になって IRE に結合する．その結果，フェリチンタンパク質の合成が低下する．鉄によるフェリチンタンパク質合成の調節は，翻訳段階における調節の代表的なものである．

IRE : iron responsive element
IRE‒BP : iron-responsive element-binding protein

　複製，転写，翻訳という遺伝情報の流れはセントラルドグマ（中心命題）によって説明される．複製においてリーディング鎖では DNA が連続的に合成され，ラギング鎖では不連続的に合成される．転写の効率は遺伝子の上流に存在するプロモーターによって調節されている．翻訳では，リボソーム上の P 部位と A 部位を巧みに利用しながらペプチドの伸長が行われる．これらの過程において栄養素であるビタミン A，D ならびに糖質は転写レベルで，鉄は翻訳レベルで作用する．

問題　ヒトのmRNAに関する記述である．最も適当なのはどれか．1つ選べ．

[第 36 回管理栄養士国家試験問題 19]

(1) 核小体で生成される．
(2) チミンを含む．
(3) コドンをもつ．
(4) プロモーター領域をもつ．
(5) mRNA の遺伝情報は，核内で翻訳される．

12. ビタミン

12.1 脂溶性ビタミン

　ビタミンは，微量で正常な代謝や生理機能を維持するのに必要な有機化合物である．体内で他の栄養素からまったく合成されないか，微量にしか合成されないために，食物から摂取しなければならない．

　脂溶性ビタミンは，イソプレン誘導体*で，疎水性の分子である．種類は，ビタミン A，ビタミン D，ビタミン E，ビタミン K があり，腸管での脂肪吸収が悪くなると脂溶性ビタミンの吸収も低下する．

＊ 　　　の基本構造
をもつ化合物.

A. 目のはたらきとビタミン A

a. ビタミン A とプロビタミン A の関係

　ビタミン A 化合物は総称してレチノイドといい，ビタミン A の多くはレチノールである．生体内でビタミンに転換される物質をプロビタミンという．α, β, γ 体のカロテンがあり，それぞれ生理活性値は違うが（図 12.1），いずれもプロビタミン A として有効である．

b. 消化吸収，貯蔵，輸送

　食物のビタミン A エステルや β-カロテンは小腸粘膜でレチノールになる．吸収後，エステル化され，キロミクロンに組み込まれ，肝臓まで運ばれる．肝臓で必要に応じてレチノール結合タンパク質（RBP）と結合し，血液を介して各組織に運ばれる．余分なビタミン A は，肝臓に脂肪酸エステルとして貯蔵される．

c. 代謝・生理作用および欠乏症

　レチノールが酸化され生じる，レチナール，レチノイン酸が生理的に有効で，視覚や，細胞の増殖や分化にかかわる．視覚に関係する光受容体はロドプシンで 11-cis-レチナールとオプシンというタンパク質が結合したものである．ビタ

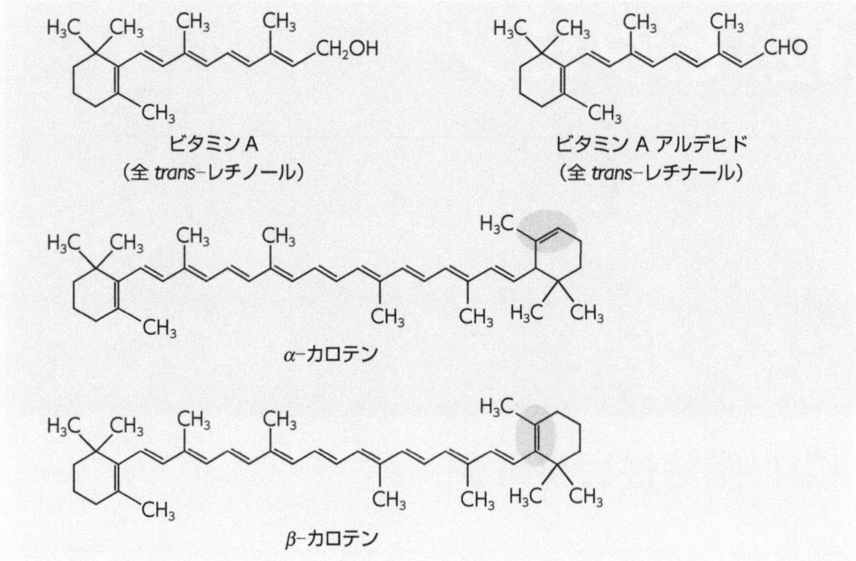

図 12.1　レチノールと
カロテン

ビタミン A
（全 *trans*-レチノール）

ビタミン A アルデヒド
（全 *trans*-レチナール）

α-カロテン

β-カロテン

ン A が欠乏するとロドプシンを必要とする暗順応は低下し, 夜盲症, 眼球乾燥症,
角膜軟化症などの原因になる. 情報伝達分子のレチノイン酸はステロイドホルモ
ン様作用をもつ. 細胞内のレチノイン酸結合タンパク質と結合し, DNA から
mRNA への転写を制御しており, タンパク質合成を調節している.

B.　カルシウムとともに骨を強くするビタミン D

　ビタミン D はくる病の予防因子として発見され, 骨形成に関与するアルコー
ルという意味でカルシフェロールといわれる. 活性型ビタミン D はステロイド
ホルモン様作用をもつ.

a.　ビタミン D とプロビタミン D との関係

　ビタミン D には 6 種の異性体がある. そのうち植物由来のビタミン D_2 (エルゴ
カルシフェロール) と動物由来のビタミン D_3 (コレカルシフェロール) が自然界に多く
存在し, 生物効力も高い. ヒトの皮膚に存在するプロビタミン D_3 である 7-デ
ヒドロコレステロールや, シイタケなどに存在するプロビタミン D_2 のエルゴス
テロールは紫外線照射によってビタミン D_3 やビタミン D_2 となる. しかし, 摂
取したエルゴステロールはビタミン D_2 に転換しない.

b.　カルシウムの腸管吸収機構と骨代謝におけるビタミン D の役割

　活性型ビタミン D は小腸粘膜でカルシウム結合タンパク質の発現を増大させ,
カルシウム吸収を促進する. また, 骨芽細胞を石灰化機能をもつ細胞に分化させ,
血清カルシウムやリン濃度が高い体内環境で, 骨の石灰化を促進する.

c. ビタミン D の代謝とホルモン性調節

皮下で合成されたり食物より摂取されたりしたビタミン D_3 は肝臓で 25-ヒドロキシラーゼにより 25-ヒドロキシビタミン D_3 となり，腎臓でさらに 1α-ヒドロキシラーゼにより，1,25-ジヒドロキシビタミン D_3 となり，活性型のビタミンに変わる．活性型ビタミン D はビタミン D 結合タンパク質と結合し，標的細胞に運ばれる．腎臓での活性化は血中カルシウム濃度と副甲状腺ホルモン（PTH），線維芽細胞増殖因子（FGF23）の制御を受けており，血中のカルシウム濃度が高くなると 1α 位のヒドロキシ化が抑制され，24 位がヒドロキシ化されるようになる（図 12.2）．24,25-ジヒドロキシビタミン D_3 はビタミン D の活性型ではない．

PTH: parathyroid hormone，パラトルモンともいう．
FGF: fibroblast growth factor

図 12.2　ビタミン D の代謝経路

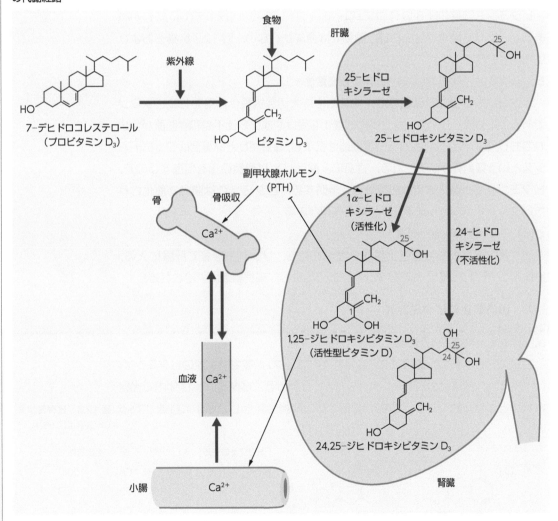

> ## コレステロールからビタミン D は合成されないし
> ## ビタミン D からコレステロールは合成されない
> 7-デヒドロコレステロールは，糖質や脂肪酸の代謝によって生成される
> アセチル CoA から合成される．7-デヒドロコレステロールは紫外線照射と
> 熱による異性化によってビタミン D_3 になる．しかし，7-デヒドロコレステ
> ロールレダクターゼがはたらくと，コレステロールになる．

C. 過酸化脂質の天敵，ビタミン E

a. ビタミン E の化学

ビタミン E 同族体は 8 つ（トコフェロール，トコトリエノールのそれぞれ α, β, γ, δ 体）
あるが，すべて植物で合成され，動物では合成されない．図 12.3 に構造および
生物活性を示す．

b. ビタミン E の生体内抗酸化作用と膜安定性

ビタミン E は生体膜機能を維持するために大切な抗酸化作用をもつビタミン
である．生体膜やリポタンパク質には酸化を受けやすい多価不飽和脂肪酸が含ま
れており，これらが酸化されると膜機能は低下し，傷害がひどい場合はフェロトー
シスという細胞死が誘導される．さらに，酸化 LDL は動脈硬化を促進するので，
ビタミン E の抗酸化作用は血管障害を予防する．ビタミン C は膜内で酸化され
たビタミン E ラジカルを還元再生する作用がある．

c. ビタミン E の吸収と代謝

ビタミン E はおもに腸管上部から吸収されて，リンパ系を経て肝臓に入る．
肝臓で α-トコフェロール転移タンパク質と結合し，末梢組織に供給される．

D. 出血防止にビタミン K

a. ビタミン K の合成と代謝

ビタミン K は植物起源のビタミン K_1（フィロキノン）と微生物起源のビタミン K_2
（メナキノン），合成品のビタミン K_3（メナジオン）がある．ビタミン K は体内で代謝
されると側鎖が短くなり，おもにグルクロン酸抱合体として尿中に排泄される

図 12.3 ビタミン E
（トコフェロール）

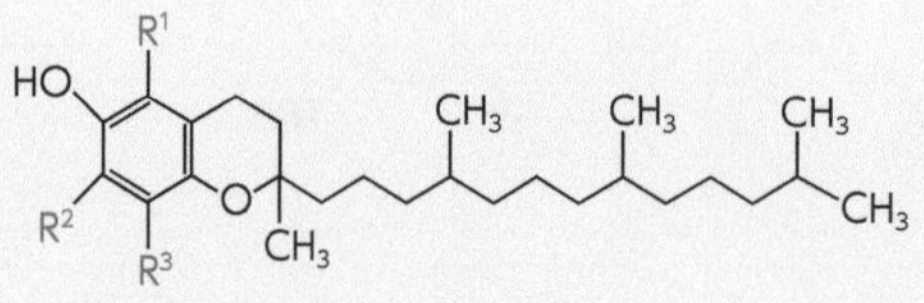

トコフェロール	R^1	R^2	R^3	生物活性 (%)
α	CH_3	CH_3	CH_3	100
β	CH_3	H	CH_3	10 〜 50
γ	H	CH_3	CH_3	10
δ	H	H	CH_3	1

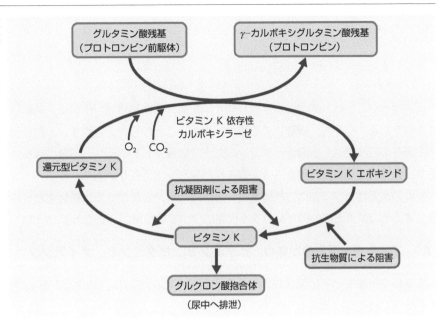

図 12.4　ビタミン K と血液凝固因子の合成と分解

（図 12.4）．ビタミン K は脂溶性でありながら，ビタミン A やビタミン D に比べて貯蔵力が弱い．

b. ビタミン K の機能と血液凝固

　プロトロンビンなどの血液凝固因子はビタミン K 依存性タンパク質である．その前駆体のグルタミン酸残基（Glu）が γ–カルボキシ化されて，γ–カルボキシグルタミン酸残基（Gla）に変わると，Ca^{2+} と結合可能となり生物活性を有する．そのカルボキシラーゼの補酵素としてビタミン K が必要である（図 12.4）．

　新生児や乳児のビタミン K 欠乏性出血症は，母乳に含まれるビタミン K の不足が原因と考えられており，人工栄養の場合には起こりにくい．大人になると腸内細菌叢が定着するため腸内細菌により合成され，欠乏症が起こりにくい．しかし，抗生物質常用者では，腸内細菌産生ビタミン K の利用障害により欠乏症になる．

c. 骨形成とビタミン K

　骨基質の 90%はコラーゲンだが，それ以外に骨の石灰化に必要なオステオカルシンというタンパク質も含まれている．このオステオカルシンはプロトロンビンと同様に γ–カルボキシグルタミン酸残基（Gla）をもつ，活性化するにはビタミン K が必要である．

12.2 水溶性ビタミン

水溶性ビタミンは，尿中に排泄されやすいため，体内蓄積量が少なく，過剰症はまれである．しかも，調理による損失が大きいことから欠乏しやすい．飽食時代の現在の日本では，水溶性ビタミンの欠乏症は減少しているが，不適切な食生活者，慢性疾患患者，高齢者には，潜在性ビタミン欠乏者がいる．

多くの水溶性ビタミンは，補酵素としてはたらく．したがって，補酵素として結合するその酵素そのものが関与する代謝についての理解が必要である（表12.1）．

A. エネルギー産生のかなめ，ビタミン B₁，ビタミン B₂，ナイアシン

エネルギー産生と特に関係が深いビタミンは，ビタミン B_1，ビタミン B_2，ナイアシンである（図12.5）．

ビタミン B_1 の化合物名はチアミンで，体内に入ってからリン酸化され，チアミン二リン酸（ThDP）（＝チアミンピロリン酸（TPP），図12.6）となり，補酵素としてはたらく．ビタミン B_1 を補酵素とする代表的な酵素は，ピルビン酸デヒドロゲナーゼ，α-ケトグルタル酸デヒドロゲナーゼ，トランスケトラーゼである．ピルビン酸デヒドロゲナーゼは，ピルビン酸からアセチル CoA への反応を触媒するので，ビタミン B_1 は糖質代謝と関係が深く，一方，脂肪酸からアセチル CoA への β 酸化にかかわる酸素はビタミン B_1 を必要としないので，脂肪酸にはビタミン B_1 節約効果がある．すなわち糖質のかわりに脂質を摂取するとビタミン B_1 の需要が減る．

名称	化合物名	補酵素名	おもな作用部位	欠乏症状
ビタミン B₁	チアミン	ThDP	糖質代謝，クエン酸回路	脚気，ウェルニッケ脳症
ビタミン B₂	リボフラビン	FMN，FAD	脂質代謝，エネルギー産生	口角炎，舌炎
ナイアシン	ニコチン酸	NAD⁺，NADP⁺	エネルギー産生	ペラグラ
ビタミン B₆	ピリドキシン	PLP	アミノ酸代謝	皮膚炎
ビタミン B₁₂	シアノコバラミン	アデノシルコバラミン，メチルコバラミン	アミノ酸代謝，核酸代謝	巨赤芽球性貧血
葉酸	プテロイルグルタミン酸		アミノ酸代謝，核酸代謝	巨赤芽球性貧血
パントテン酸	パントテン酸	CoA	糖質，脂質，タンパク質代謝	皮膚炎
ビオチン	ビオチン		脂肪酸合成	脱毛
ビタミン C	アスコルビン酸		コラーゲン合成	壊血病

表12.1 糖質・脂質・タンパク質の代謝にかかわる水溶性ビタミンの種類

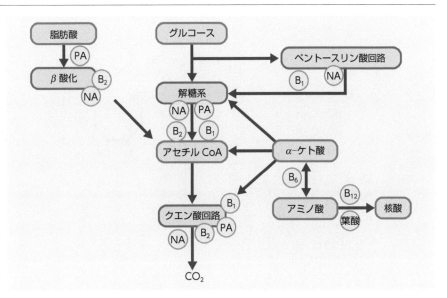

図 12.5　糖質・脂質・タンパク質の代謝経路とビタミンの作用部位

B_1：ビタミン B_1
B_2：ビタミン B_2
B_6：ビタミン B_6
B_{12}：ビタミン B_{12}
PA：パントテン酸
NA：ナイアシン

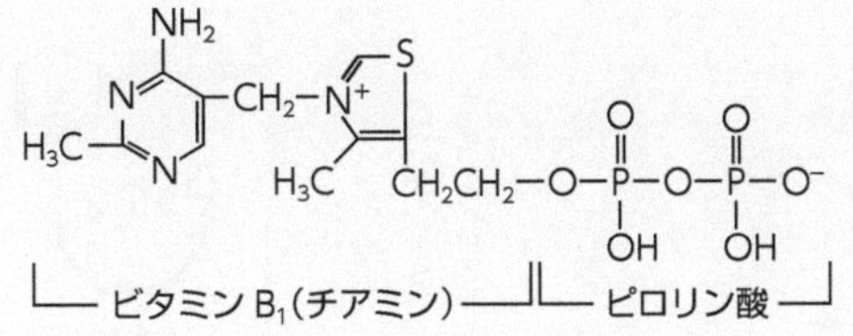

図 12.6　チアミンニリン酸（チアミンピロリン酸）

ビタミン B_1 の栄養状態は，赤血球中のトランスケトラーゼ活性などによって知ることができる．ビタミン B_1 が欠乏すると脚気（かっけ）になり，全身倦怠（けんたい）感，心筋，末梢神経の障害，しびれ感，けん反射消失，運動知覚麻ひ，浮腫（ふしゅ），呼吸困難を生じる．栄養不良の慢性アルコール中毒患者では，ビタミン B_1 欠乏によりウェルニッケ脳症を発症し，眼球運動麻ひ，眼振（がんしん），運動失調，言語障害，意識障害，傾眠（けんみん）などの症状を生じる．中心静脈栄養時*は，糖質が補給されているときにビタミン B_1 を投与しないと，ピルビン酸デヒドロゲナーゼ活性の低下によりピルビン酸や乳酸が蓄積してアシドーシスを起こす．

*　心臓近くにある静脈に，水分，電解質，栄養を直接補給する点滴のこと．

ビタミン B_2（化合物名リボフラビン，図 12.7）は小腸で吸収され，FAD（フラビンアデニンジヌクレオチド）あるいは FMN（フラビンモノヌクレオチド）になって，多くの脱水素酵素の補酵素としてはたらく．ビタミン B_2 が欠乏すると，全身倦怠感，咽（いん）頭痛，舌・口唇痛（こうしん），眼精疲労（がんせい）を訴え，舌炎，口角炎などが認められる．ビタミン B_2 の栄養状態は，血中リボフラビン，FAD，FMN 濃度，赤血球中のグルタチオンレダクターゼ活性で判定できる．

ナイアシンの生理活性はナイアシン当量という指標が用いられ，化合物名はニコチン酸である（図 12.8）．ナイアシンの補酵素型は NAD^+（ニコチンアミドアデニンジヌクレオチド）および $NADP^+$（ニコチンアミドアデニンジヌクレオチドリン酸）で，種々

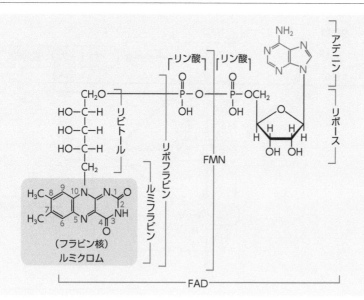

図 12.7　ビタミン B₂
（リボフラビン）とその
補酵素型 FMN，FAD

図 12.8　ナイアシン
（ニコチン酸）とその
活性型補酵素 NAD⁺，
NADP⁺

の脱水素酵素の補酵素となり，生体内の酸化還元反応に関与している．ナイアシン欠乏はペラグラを起こす．ペラグラは，全身倦怠感，食欲不振，体重減少，貧血などの一般症状に加えて，3D 症状という皮膚炎（dermatitis），下痢（diarrhea），認知症（dementia）を呈する．生体内では，トリプトファン 60 mg からニコチン酸 1 mg を合成できるので，食品中のニコチン酸量は 60 mg のトリプトファンあるいは 1 mg のニコチン酸を 1 ナイアシン当量として表す．

B.　タンパク質代謝に欠かせないビタミン B₆

　ビタミン B₆（化合物名ピリドキサール，ピリドキシン，ピリドキサミン，図 12.9）は，吸

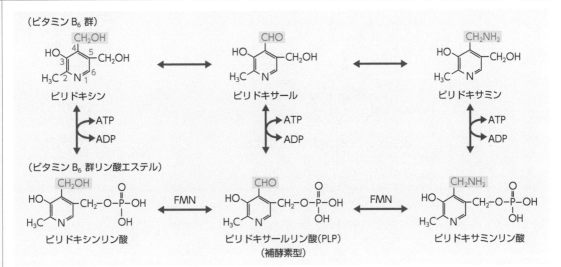

（ビタミン B₆ 群）

ピリドキシン　　　　　　ピリドキサール　　　　　　ピリドキサミン

（ビタミン B₆ 群リン酸エステル）

ピリドキシンリン酸　　　ピリドキサールリン酸（PLP）　　ピリドキサミンリン酸
　　　　　　　　　　　　　（補酵素型）

図 12.9　ビタミン B₆ 群とそのリン酸エステル

収されたのちピリドキサールリン酸（PLP）となり，主としてアミノ酸代謝に関する酵素の補酵素としてはたらく．タンパク質摂取量が増えれば，ビタミン B₆ の必要量も増える．ビタミン B₆ を補酵素とする酵素には，一連のアミノトランスフェラーゼ（トランスアミナーゼ），キヌレニナーゼ，デカルボキシラーゼ，アミノレブリン酸シンターゼ，ホスホリラーゼなどがある．ビタミン B₆ が欠乏すると食欲不振，全身倦怠感，悪心（おしん），嘔吐（おうと），皮膚炎などを起こすが，健常者では腸内細菌により合成されるので通常の食事をしているかぎり欠乏症はまれである．

C.　造血に関係するビタミン B₁₂，葉酸

　ビタミン B₁₂（化合物名シアノコバラミン，図 12.10）は，コバルトを含むビタミンで，胃の壁細胞から分泌される内因子（糖タンパク質）と結合して小腸の回腸から吸収される．吸収されたビタミン B₁₂ は，補酵素型に変えられ，肝臓に貯蔵される．ビタミン B₁₂ を補酵素とする酵素としては，補酵素型の 1 つアデノシルコバラミンが関与するメチルマロニル CoA ムターゼと，メチルコバラミンが関与するメチルシンターゼの 2 つが知られている．ビタミン B₁₂ が欠乏すると DNA 合成が障害され，巨赤芽球性貧血になる．ビタミン B₁₂ 欠乏は，胃切除や，完全な菜食主義が原因となる．

THF : tetrahydrofolic acid

　葉酸は，生体内で還元され，テトラヒドロ葉酸（THF，図 12.11）として 1 炭素基（メチル基 –CH₃，メチレン基 >CH₂，ホルミル基 –CHO）の移動に関与する．核酸の成分であるプリン塩基の合成に必須で，欠乏により巨赤芽球性貧血などの血液異常所見に，食欲不振，舌炎，口内炎，下痢，色素沈着が伴う．また母体側の葉酸欠乏症は，胎児の神経管閉鎖障害や無脳症を引き起こす場合がある．

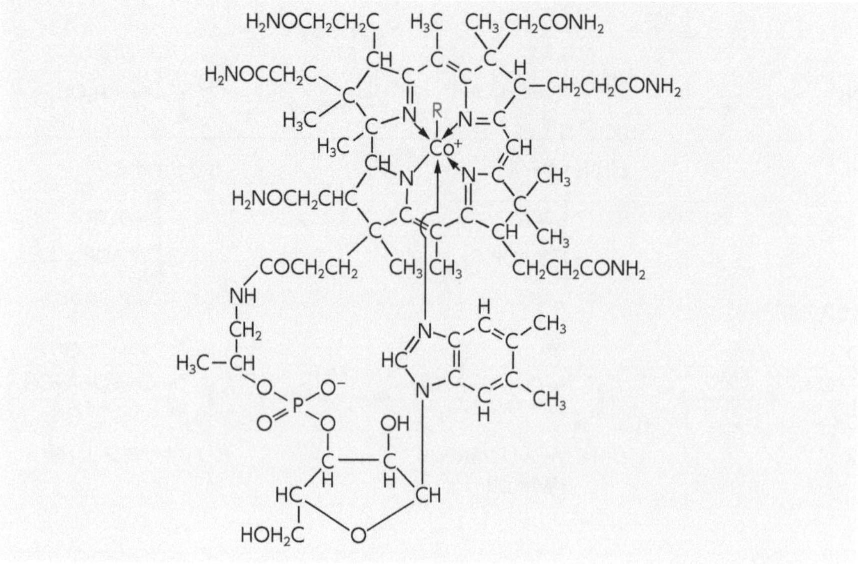

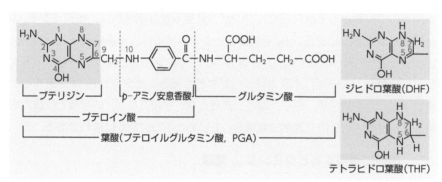

図 12.10　ビタミン B$_{12}$
R はビタミン B$_{12}$ の種類によって異なる．
シアノコバラミン：R＝CN
アデノシルコバラミン：R＝アデノシル基
メチルコバラミン：R＝メチル基

図 12.11　葉酸
DHF，THF ではプテリジン部分が変化する．
DHF : dihydrofolic
PGA : pteroylmono-glutamic acid

プテリジン｜p-アミノ安息香酸｜グルタミン酸
プテロイン酸
葉酸（プテロイルグルタミン酸，PGA）

ジヒドロ葉酸（DHF）
テトラヒドロ葉酸（THF）

D.　どこにでもあるパントテン酸

　パントテン酸は，ギリシャ語で「どこにでもある酸」という意味で，その名前の通りアセチル化を行う酵素の補酵素 A（CoA，図 12.12）の構成成分として広く組織に分布し，アシル基（R–CO–）やアセチル基（–COCH$_3$）の転移に関与している．脂肪酸合成に必要なアシルキャリヤープロテイン（ACP）の構成成分でもある．食品中に広く存在し，腸内細菌によっても合成されるため，通常は欠乏症は起こらない．

E.　ビオチン：生卵の食べすぎに注意

　ビオチン（図 12.13）はカルボキシラーゼの補酵素として，炭酸固定反応や炭酸転移反応に関与している．代表的なビオチン酵素としては，ピルビン酸 CoA カルボキシラーゼ，アセチル CoA カルボキシラーゼなどがある．ビオチンは卵白

図 12.12　補酵素A
(CoA) とパントテン
酸

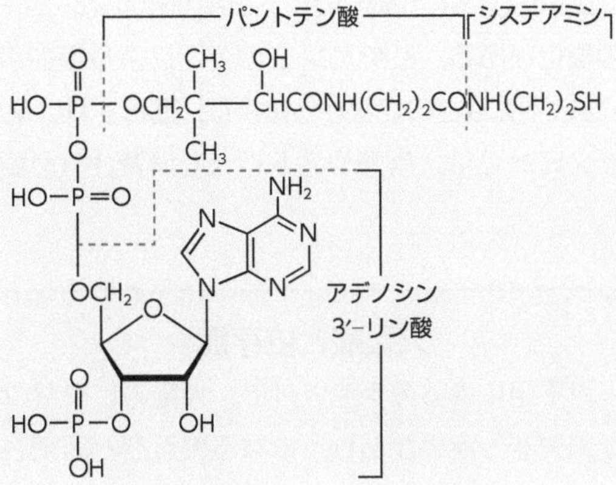

図 12.13　ビオチン

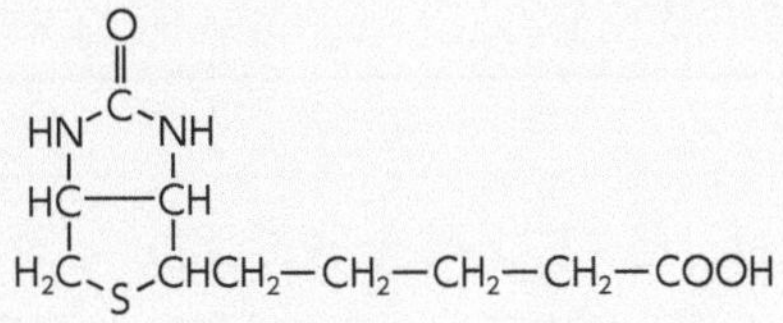

中のアビジンと結合しやすく，ビオチンといっしょに生卵白を大量に食べるとビオチン欠乏が起こる．しかし，ビオチンは種々の食品に含まれており腸内細菌によってもまかなわれているので，通常欠乏することはない．

F.　酸化を抑えるビタミン C

　ビタミン C (化合物名アスコルビン酸，図 12.14) は，ヒト，霊長類，モルモットのみが体内合成できないビタミンで，他の水溶性ビタミンのような補酵素型はないが，酸化型と還元型をとる．このため，生体内で生成するフリーラジカルの消去，捕捉を行い，過酸化物の生成を抑制している．これ以外の生理作用として，腸管における非ヘム鉄吸収促進作用，コラーゲンの合成におけるプロリンおよびリシンのヒドロキシ化，コレステロール代謝におけるステロイド核の 7α 位のヒドロ

図 12.14　ビタミン C
とその酸化物

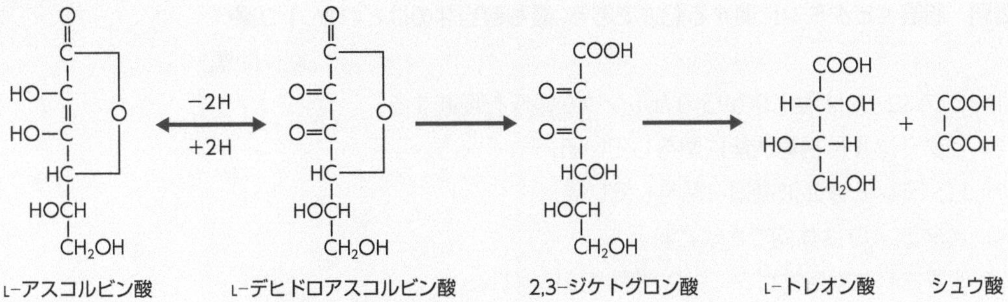

キシ化，シトクロム P450 による薬物のヒドロキシ化反応，ドーパミンからノルアドレナリンへの酸化がある．ビタミン C の欠乏により壊血病が起こる．全身倦怠感，脱力感，食欲不振などの症状から始まり，進行すれば歯肉の腫脹（しゅちょう），出血などを起こす．ビタミン C は，喫煙やストレスで消費され必要量が増加すると考えられている．

欠乏症と依存症

　ビタミンの摂取不足による欠乏症以外に，大量のビタミン投与によってのみ臨床症状が消失する疾患があり，単なる欠乏症と区別して依存症という．ビタミン B_1，ビタミン B_6，ビタミン B_{12}，ナイアシン，葉酸，ビオチン，ビタミン D に依存症がある．

　脂溶性ビタミンには，ビタミン A，ビタミン D，ビタミン E，ビタミン K がある．生理作用として，ビタミン A はロドプシンの形成や成長因子，ビタミン D は骨の石灰化，ビタミン E は不飽和脂肪酸の酸化防止，ビタミン K は血液凝固がある．

　水溶性ビタミンには，補酵素としてはたらくビタミン B_1，ビタミン B_2，ビタミン B_6，ビタミン B_{12}，ナイアシン，葉酸，パントテン酸，ビオチンと，ビタミン C がある．それぞれの生理機能を理解するためには，それぞれのビタミンが，どのような酵素の補酵素となっているかを理解することが必要である．ビタミン B_1，ビタミン B_2，ナイアシンはエネルギー代謝に，ビタミン B_6 はアミノ酸代謝に，ビタミン B_{12}，葉酸は核酸代謝に関与している．ビタミン C は酸化還元に関係している．現在の日本においては，それらビタミンの明らかな欠乏症はほとんど認められないが，食生活の歪みや高齢化，慢性疾患患者の増加により，潜在性欠乏の人が増えている．

問題　脂溶性ビタミンに関する記述である．最も適当なのはどれか．1つ選べ．

[創作問題]

(1) ビタミン A は消化管からのカルシウム吸収を促進する．

(2) ビタミン K は視覚機能に関与している．

(3) ビタミン E は血液凝固に関与している．

(4) ビタミン D は体内で合成される．

(5) 吸収された脂溶性ビタミンは門脈血液に流れる．

13. ミネラル

13.1 ミネラルはなぜ体にとって大切か

　ミネラルは体重の約 3 ～ 4%を占め，約 40 種類ある．体内のミネラルは，多量に含まれているものと微量にしか含まれていないものがある．

　多量元素は，カルシウム（Ca），リン（P），カリウム（K），硫黄（S），ナトリウム（Na），塩素（Cl），マグネシウム（Mg）の 7 元素で，全ミネラルの 60 ～ 70%を占めている．一方，体内の含有量が鉄（Fe）よりも少ない，銅（Cu），亜鉛（Zn），マンガン（Mn），コバルト（Co），モリブデン（Mo），セレン（Se），ヨウ素（I）および鉄は微量元素という．

　ミネラルは生体の機能調節に重要な栄養成分で，次の 3 群に分けられる．

①カルシウム，リン，マグネシウムなど骨や歯などの構成成分．

②ナトリウム，塩素，カリウム，カルシウム，マグネシウム，リンなど酸塩基平衡，体液の浸透圧そして水分平衡の保持に必要なもの．表 13.1 のように細胞内液および細胞外液中にイオンの形で存在する．

③少量で生理機能を発揮するもの．たとえば，シトクロムやカタラーゼに鉄が不可欠であり，銅，亜鉛，マンガンなどは酵素のはたらきを活性化する．ビタミン B_{12} のコバルトや甲状腺ホルモンのヨウ素，インスリンの硫黄などは，ビタミンやホルモンの重要構成元素である．

表 13.1　細胞内・外液の組成

[資料：上代淑人監訳，ハーパー・生化学原書 25 版，p. 545‒571，丸善出版（2001）]

	ナトリウム（mmol/L）	カリウム（mmol/L）	カルシウム（μmol/L）
細胞内液	20	160	0.05
細胞外液	150	5	500

13.2 心身もおだやかにするカルシウムの 代謝と調節

A. カルシウムの生理作用

体内のカルシウムの99%が骨・歯に存在している．骨中のカルシウムはリン酸と結合してヒドロキシアパタイトとして存在し，体を支える役割だけでなく，カルシウムの貯蔵庫として大切である．残りの1%程度が筋肉や血液に存在しており，細胞内のカルシウムは神経伝達，細胞分裂，血液凝固，酵素の活性化などの調節システムに関与している．

B. 骨軟化症と骨粗鬆症

くる病，骨軟化症は骨のヒドロキシアパタイト量が低下した疾患で，カルシウム量とビタミンDの活性化が低下すると起こる．骨粗鬆症は，骨基質（タンパク質）と骨ミネラルの減少による疾患である（図13.1）．

C. 血中カルシウム濃度の調節

血中のカルシウム濃度はホルモン作用によって約 10 mg/dL で一定に保たれている．血中カルシウム濃度が増加すると，甲状腺ホルモンのカルシトニンが腸管でのカルシウムの吸収を抑え，骨へのカルシウムの沈着および尿中へのカルシウムの排泄を促進して，血中カルシウム濃度を正常値に戻す．逆に，カルシウム濃度が低下すると，副甲状腺ホルモン（PTH）が腸管でのカルシウムの吸収，骨から血中へのカルシウムの溶出，および腎臓でのカルシウムの再吸収を促進し，血中カルシウム濃度を約 10 mg/dL にする（図13.2）．

成長ホルモンは食物中のカルシウムの腸管吸収を高めるが，血中のカルシウムの上昇を抑制するために骨への利用と尿中への排泄を高める．

D. カルシウムの腸管吸収を促進および阻害する食事性因子

カルシウムの腸管吸収はクエン酸，リンゴ酸，ビタミンD，ラクトースやリ

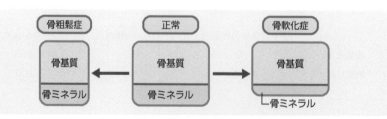

図 13.1　骨粗鬆症と骨軟化症

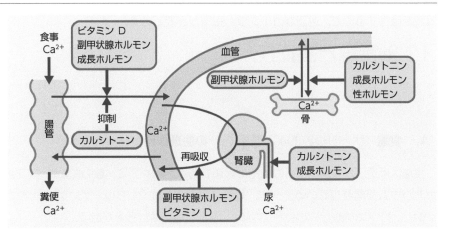

図 13.2　カルシウムの調節機構

シン，アルギニンなどのアミノ酸やカゼインなどによって促進され，逆に，カルシウムと不溶性の塩をつくるシュウ酸（ホウレンソウ，カカオ（ココア）），フィチン酸（穀類・豆類），動物性タンパク質（含硫アミノ酸），アルコールや食物繊維によって阻害される．また，カフェインや高塩食（図 13.3）は体内のカルシウムの尿中排泄を促進する．

E.　カルシウムの適正摂取量

　成長期のラットに 2,000 kcal あたり 0 〜 2,000 mg のカルシウムを含む実験食を 6 週間与えると，1,200 mg/2,000 kcal まではカルシウム摂取量に比例して骨強度も増強した．それ以上のカルシウム量を投与しても骨強度は変わらなかった（図 13.4）．ラットの成長期に必要なカルシウム量は 2,000 kcal あたり，1,000 〜 1,200 mg である．また，カルシウムの過剰摂取は鉄など他のミネラル

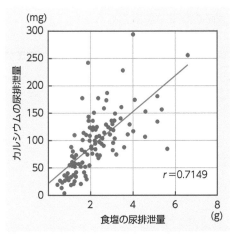

図 13.3　食塩による尿中カルシウム排泄への影響（6 時間尿）

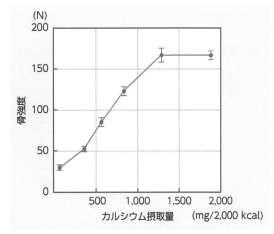

図 13.4　カルシウム摂取量と骨強度の関係（雄ラット）

吸収を阻害するので，適正なカルシウム摂取が必要である．

13.3 食塩と高血圧

A. 食塩（ナトリウム Na と塩素 Cl）の生理作用

　食塩は浸透圧と酸塩基平衡の維持に大切である．糖やアミノ酸の能動輸送には
ナトリウムが関与している．一方，塩素は胃酸の生成（ペプシノーゲンの活性化でつ
くられたペプシンの最適 pH を維持している），消化を促すはたらきがある．

B. 食塩による昇圧作用（図 13.5）

a. レニン–アンジオテンシン–アルドステロン系

　腎臓でつくられるレニンはアンジオテンシノーゲンをアンジオテンシン I に変
える．血圧調節の律速酵素であるアンジオテンシン I 変換酵素は食塩中の塩化物
イオンによって活性化される．アンジオテンシン I にアンジオテンシン I 変換酵
素が作用するとアンジオテンシン II になる．このアンジオテンシン II が強力な血
管収縮作用をもち，アルドステロンの分泌を促進する．アルドステロンは腎臓で
のナトリウムの再吸収を促す副腎皮質ホルモンで，体内にナトリウムが増え，血
液量が増加し，血圧が上昇する．

b. カリクレイン–キニン系

　キニノーゲンはカリクレインによってキニンになる．キニンはナトリウムや塩素
の尿排泄を促し，血管を拡張させて血圧を下げる作用がある．このキニンを分解
するキニナーゼ II はアンジオテンシン I 変換酵素と同一である．アンジオテンシ
ン I 変換酵素は，昇圧系と降圧系の双方に関与する血圧調節の重要な酵素である．

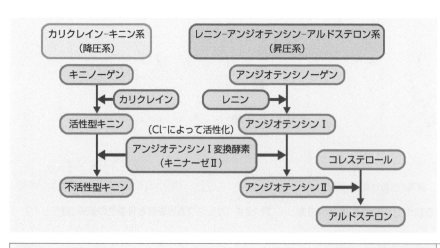

図 13.5　血圧の調節機構

食塩と食塩相当量は同じではない

　食塩とは，ナトリウムと塩素が結合した塩化ナトリウムのことである．一方，食塩相当量はナトリウムを食塩に換算したものである．そのため，アミノ酸のグルタミン酸ナトリウムや有機酸のクエン酸ナトリウムも食塩ということになってしまう．栄養学的に食塩相当量に扱うとき，注意が必要な表示である．

$$食塩相当量\,(g) = ナトリウム\,(g) \times \frac{塩化ナトリウムの分子量\,23.0 + 35.5}{ナトリウムの原子量\,23.0}$$

$$= ナトリウム\,(mg) \times 2.54 \div 1000$$

C.　減塩より適塩

　健康な女子大学生で，同じ高塩食を摂取しても摂取時刻によりナトリウムと塩素の尿排泄に違いが認められた．朝や昼に比べ夕方に食塩の尿排泄が多く，これは，朝に高く夜に低い血中アルドステロンの日内リズムを反映している．ホルモンのリズムが正常であれば，3食とも食塩を制限する必要はなく，血中アルドステロンの高い朝と昼に制限し，夕は比較的制限をゆるやかにすることができる（表13.2）．

　ナトリウム，塩素は消化吸収に必要なミネラルであり，成長期のラットにどちらかを制限すると正常な成長発育が妨げられる．

　食塩摂取は1日に成人男性で7.5g未満，成人女性6.5g未満を目標にする必要がある．

表 13.2　食塩摂取と体のリズム
[資料：Fujimura A. *et al.*, *Am. J. Physiol.*, **259**, 931 (1990)]

	朝	昼	夕
食塩の尿排泄	↓	↓	↑
食塩の閾値	高	低	低
腎臓でのNaの再吸収（血中アルドステロン値）	高	中	低

13.4 心臓を正常に動かすカリウム（K）

A.　カリウムは糖代謝に重要なはたらきをする

　カリウムは解糖系酵素の活性化に関与するので，細胞内のカリウムが減少すると糖質の生体内利用が低下する．

B. カリウムの過不足で不整脈が起こる

血漿中のカリウムが 5.5 mmol/L 以下では心筋の興奮伝達速度が抑制され，8 mmol/L 以上では不整脈が現れ，ついに心臓が停止する．このようにカリウムの欠乏と過剰では心電図に異常が認められる．

13.5 なぜマグネシウム（Mg）が必要か

マグネシウムが基質である ATP と結合すると，ATP アーゼが作用してエネルギーを産生する．また，マグネシウムはタンパク質合成の中心的な役割を果たしており，リボソームを凝集させ，mRNA をリボソームに付着させる．

カルシウムが血管壁の細胞内に入ると血管が収縮し，血圧を上昇させる．マグネシウムはカルシウムに拮抗し，カルシウムの生理作用をブロックする．カルシウムの過剰摂取とマグネシウムの摂取不足は，虚血性心疾患の危険性を増大させる．

13.6 酸素の運搬に必要な鉄（Fe）

A. 鉄代謝

a. 鉄吸収

鉄は十二指腸および空腸上部で吸収される．吸収率はヘム鉄（ヘムに含まれる鉄）で 20 ～ 30%，非ヘム鉄（2 価鉄または 3 価鉄の化合物）で 5%程度で，全体として約 10%にすぎない．3 価鉄の吸収は 2 価鉄の吸収の半分以下である．これは 3 価鉄が pH 3 以上では水に溶けにくいことによる．鉄は食品中にリン脂質（卵黄），フィチン酸（米糠），シュウ酸（ホウレンソウ，カカオ（ココア）），タンニン（緑茶，紅茶）などが存在すると，これらと結合して水に溶けない錯体をつくるので吸収率が低下する．胃酸，アスコルビン酸，クエン酸は腸管での鉄吸収を促進する．

b. 鉄輸送

鉄の輸送タンパク質であるトランスフェリンは骨髄の赤芽球に鉄を運搬し，赤血球中のヘモグロビン合成に関与する．

c. 鉄の再利用システム

赤血球の寿命は約 120 日で，老化した赤血球のヘモグロビンは脾臓で分解され，その鉄の多くは再びヘモグロビン合成に利用される．

B.　ヘム鉄と非ヘム鉄

　ヘムタンパク質には，①酸素運搬体であるヘモグロビンとミオグロビン，②ミトコンドリアの電子伝達の役割を果たしているシトクロム，③活性酸素の1つである過酸化水素を分解するカタラーゼ，そして，④薬物をヒドロキシ化するシトクロム P450 などがある．非ヘムタンパク質には，①脂肪酸やステロイドを水に溶けやすくするためにヒドロキシ化する鉄–硫黄タンパク質，②血中鉄の輸送を行っているトランスフェリン，③貯蔵鉄のフェリチン，ヘモシデリンなどがある．

13.7 亜鉛（Zn）と味覚

　亜鉛は，鉄に次いで多い微量元素で，約2g存在する．おもに血液中，骨，皮膚に存在する．そのほかは，膵臓，眼，男性性器や精子に分布している．

A.　亜鉛の生理作用

　亜鉛は，炭酸デヒドラターゼの補助因子としてはたらく．DNA ポリメラーゼ，RNA ポリメラーゼにも含まれ，遺伝情報の伝達や発現，タンパク質合成に関与する．インスリンとの複合体は安定性が増す．

B.　亜鉛の欠乏症

　亜鉛欠乏は先天性吸収不全や不適切な中心静脈栄養によることが多かった．最近の食生活では，亜鉛を多く含む食品の摂取が減り，また，フィチン酸やポリリン酸など亜鉛の吸収を妨げる食品添加物を含む加工食品の摂取により，亜鉛不足が生じる．

　亜鉛欠乏の早期から見られる症状は成長発育障害である．ほかに，食欲不振，皮膚障害，性機能不全，免疫機能の異常，味覚異常がある．味覚は舌にある味蕾で受ける感覚であり，味蕾細胞の代謝回転は速く，特に亜鉛を必要とする．

　体内のミネラルは体重の3〜4%にすぎないが約40種類もあり，さまざまな生理作用がある．おもな生理作用としては，①骨，歯などの構成成分，②酸塩基平衡，体液の浸透圧の保持，③酵素の活性化，④ビタミン，ホルモンの構成成分などがある．

問題 微量ミネラルに関する記述である. 最も適当なのはどれか. 1つ選べ.

[第 36 回管理栄養士国家試験問題 79]

(1) 鉄は，グルタチオンペルオキシダーゼの構成成分である.

(2) 亜鉛は，甲状腺ホルモンの構成成分である.

(3) 銅は，スーパーオキシドジスムターゼ（SOD）の構成成分である.

(4) セレンは，シトクロムの構成成分である.

(5) クロムは，ミオグロビンの構成成分である.

14. 水のはたらきと代謝

14.1 水はスーパースター

　水は核酸，タンパク質，糖質など生体分子のヒドロキシ基(–OH)やカルボニル基($>$C=O)，カルボキシ基(–COOH)，アミノ基(–NH$_2$)などの親水基と水素結合をすると，それらの生体分子が可溶化されて生命機構に必要な性質が発現する.

　水はあまりにも身近で，何でもない簡単なものと思いがちであるが，水は反応性に富む不思議な生命物質である. 水は他のどの溶媒より分子どうしが互いにくっつき合う性質をもち，水に代わる生体溶媒はほかにない(図14.1).

　水は理想的な生体溶媒として体を冷やし(体温調節)，物質を運び(栄養素の運搬)，老廃物を取り除き，神経系の刺激を弱め，消化吸収にも一役買っている. 特に，激しい運動を行うと，体の熱産生が増加するので，発汗による熱の放散は大切である. 水分が十分でないと軽い運動をしても正常な体温調節が困難となる. 必要な体水分量の目安として，尿量を1日あたり1,000 mLを超えるように水分を補給することが望ましい. 1日約5～10Lの水分が小腸で吸収され，0.5Lのみが

図14.1　生体分子と水との水素結合
水分子の水素結合は生体溶媒としての役割に不可欠である.

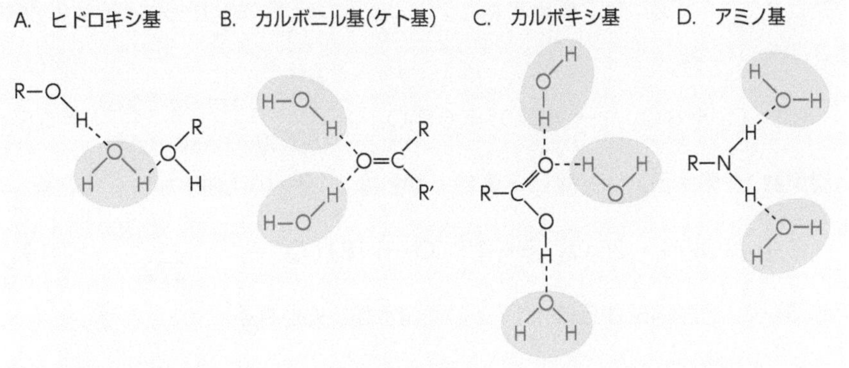

A. ヒドロキシ基　　B. カルボニル基(ケト基)　　C. カルボキシ基　　D. アミノ基

大腸で吸収される．小腸における水の吸収速度は 0.2 ～ 0.7 L/時とされている．

14.2 体水分量は体脂肪量に逆比例する

成人の体水分量は約60%である．脂肪を除く体の水分量はほぼ一定で組織 1 kg あたり 0.71 ～ 0.72 L である．脂肪組織の水分含有率（20%）は低いため体水分量/体重の比が体脂肪率とは逆比例の関係になる．成人男性の体水分量は体重の60%近くで，女性はこれよりいくらか低い．男女とも，加齢とともに低下する（表 14.1）．

表 14.1　体水分量（体重の%）の加齢による影響
[資 料：I. S. Edelman *et al.*, *Am. J. Med.*, **27**, 256−277 (1959)]

年齢（歳）		10 ～ 16	17 ～ 39	40 ～ 59	60 以上
体水分量（%）	男性	59	61	55	52
	女性	57	51	47	46

14.3 水の生体内収支はゼロ

ヒトは水分の摂取と排泄を等しくすることによって体液量のバランスを保っている．1 日の水分の摂取は，飲料水から約 1,200 mL，食物水分より約 1,000 mL，そして代謝水として約 300 mL で，合計約 2,500 mL になる．水分の排泄は，尿約 1,500 mL，糞便約 100 mL および不感蒸泄約 900 mL で，水分摂取と同じ約 2,500 mL になる．尿のうち約 500 mL は正常な腎機能を維持し，老廃物を排泄するための必要最小尿量で，不可避尿という．体内の水分量を調節するうえで重要な随意尿は約 1,000 mL である．肺や皮膚から，無意識に絶えず排泄されている水分を不感蒸泄という．代謝水とは，生体内におけるエネルギー産生栄養素のエネルギー代謝によって生じる水である．

たとえば，1 g あたりで概算するとグルコース（分子量 180）からは 0.6 g の代謝水がつくられる．

$$C_6H_{12}O_6 + 6\,O_2 \longrightarrow 6\,CO_2 + 6\,H_2O \qquad \frac{6 \times 18\,(6\,\text{mol の水の重さ})}{180\,(\text{グルコースの分子量})} = 0.6\,g$$

炭素数 18 のステアリン酸（分子量 272）からは 1.19 g の代謝水がつくられる．

$$C_{17}H_{35}COOH + 26\,O_2 \longrightarrow 18\,CO_2 + 18\,H_2O \qquad \frac{18 \times 18}{272} = 1.19\,g$$

アルコール（分子量 46）からは 1.17 g の代謝水がつくられる．

成人の細胞内液と細胞外液

生体内水分（60%）
- 細胞内液（40%）
- 細胞外液（20%）
  - 血漿（4%）
  - 消化液（1%）
  - 組織間液（15%）

$$C_2H_5OH + 3\,O_2 \longrightarrow 2\,CO_2 + 3\,H_2O \qquad \frac{3 \times 18}{46} = 1.17\,g$$

14.4 水分の調節

体液量は腎臓を中心として，神経とホルモンによって調節されている．

体液量が減少すると大脳視床下部の渇中枢を刺激して渇感による飲水を促すと同時に，脳下垂体後葉から抗利尿ホルモン（バソプレシン）の分泌を高める．抗利尿ホルモンは腎尿細管における水の再吸収を促進して，尿量を減少させ，体液量の損失を抑える．体重の約 2%の水分が失われるとのどの渇きを生じ，水を飲みたくなる．

水の生理的役割として，①化学反応における溶媒作用，②栄養物質，老廃物の運搬，③体温保持がある．水は比熱が大きいので温度変化が小さく，また，体温が高くなると，皮膚より発汗して正常体温まで下げる作用などがある．

問題　水と電解質に関する記述である．最も適当なのはどれか．１つ選べ．
[創作問題]

(1) 不感蒸泄には，発汗が含まれる．

(2) 水分欠乏型脱水では血漿浸透圧が低くなる．

(3) カリウムイオン濃度は，細胞内液より細胞外液のほうが高い．

(4) 重炭酸イオンは血液の酸塩基平衡の調節に関わる．

(5) 栄養素１g 当たりの代謝水は，脂質が最も少ない．

15. ホルモンの化学と生理作用

15.1 ホルモンのあらまし

　ホルモンは，細胞内における物質代謝，酵素活性の制御，タンパク質の合成や分解，物質の輸送および分泌などを調節する生理作用をもつ．ホルモンは，下垂体，甲状腺，副甲状腺，膵臓（すいぞう），副腎髄質（ずいしつ）および皮質，性腺（精巣・卵巣），松果体（しょうかたい），消化管などの内分泌細胞で合成分泌されたあと，血流によって作用する特定の器官（標的器官）に運ばれる．各ホルモンの標的器官に対する特異性は，標的器官に存在する受容体（ホルモンレセプター）が担っており，受容体を介してスイッチの開閉を行い細胞内に情報を伝える．ホルモンは神経系とともに生体の恒常性維持に機能している．

　ホルモンは微量でも生理活性を示し，効果発現までに要する時間は，ホルモンの種類により異なっている．表 15.1 に示したように，ホルモンは化学的性質の違いによりステロイドホルモンやペプチドホルモン，アミノ酸誘導体ホルモンに分けられる．

表 15.1　おもなホルモンとその生理作用

	ホルモン		おもな作用	化学的特徴
下垂体前葉	成長ホルモン（GH）		ソマトメジンを介して骨の成長を促進．タンパク質の生合成	ペプチドホルモン
	性腺刺激ホルモン	黄体形成ホルモン（LH）	卵巣で卵胞の成熟を助け，精巣でテストステロンの産生を刺激	ペプチドホルモン
		卵胞刺激ホルモン（FSH）	卵巣による卵細胞の産生と精巣による精子形成を刺激	ペプチドホルモン
	プロラクチン（乳腺刺激ホルモン，PRL）		乳汁分泌の促進	ペプチドホルモン
	甲状腺刺激ホルモン（TSH）		甲状腺ホルモンの生合成，糖質代謝の促進	ペプチドホルモン
	副腎皮質刺激ホルモン（ACTH）		副腎皮質ステロイド産生の促進，副腎重量の増加	ペプチドホルモン

（つづく）

	ホルモン	おもな作用	化学的特徴
下垂体後葉	バソプレシン（抗利尿ホルモン，ADH）	血漿浸透圧の調節．腎の尿細管と集合管で水の再吸収を促進	ペプチドホルモン
	オキシトシン	卵管での精子の運動を容易にし，出産時の子宮筋の収縮を刺激し，乳腺からの乳汁の分泌を刺激	ペプチドホルモン
甲状腺	チロキシン（T₄）	生体の代謝促進．エネルギー消費を増大させる．タンパク質・核酸合成を促進	アミノ酸誘導体ホルモン
	カルシトニン*	血中カルシウムの上昇を抑制する．骨吸収を抑制し，腎臓でのカルシウム排泄を促進	ペプチドホルモン
副甲状腺	副甲状腺ホルモン（PTH）	骨代謝の活性化と血中カルシウム低下を抑制	ペプチドホルモン
膵臓	インスリン	血糖の調節．肝臓と筋グリコーゲン合成および脂肪組織での脂肪合成を促進	ペプチドホルモン
	グルカゴン	肝グリコーゲンの分解と糖新生による血糖の上昇	ペプチドホルモン
副腎髄質	アドレナリン	心拍数を刺激し，筋グリコーゲンの分解と糖新生を促進する．脂肪組織のホルモン感受性リパーゼを活性化	アミノ酸誘導体ホルモン
	ノルアドレナリン	血圧上昇を促進	アミノ酸誘導体ホルモン
副腎皮質	グルココルチコイド	筋タンパク質を分解し，アミノ酸からの糖新生を促進	ステロイドホルモン
	アルドステロン	腎臓の遠位尿細管でナトリウムの再吸収を促進し，カリウムの排出を増加	ステロイドホルモン
消化管	ガストリン	胃からの胃酸（塩酸）分泌を刺激	ペプチドホルモン
	セクレチン	膵外分泌（炭酸水素塩）の促進と胃酸分泌の抑制作用	ペプチドホルモン
	コレシストキニン	肝臓と膵臓を刺激して，消化に必要な化学物質の分泌を起こすとともに胆汁排出を促進	ペプチドホルモン
	インクレチン	食後，インスリンの分泌を促進	ペプチドホルモン
性腺	エストロゲン	女性の二次性徴を促進する．月経排卵サイクルを調節する．成長を抑制	ステロイドホルモン
	プロゲステロン	エストロゲンとともにはたらいて排卵サイクルと妊娠を調節	ステロイドホルモン
	テストステロン	男性の二次性徴を促進する．精子形成に関与している．軟骨の発達を促進	ステロイドホルモン

GH: growth hormone, LH: luteinizing hormone, FSH: follicle-stimulating hormone, PRL: prolactin, TSH: thyroid stimulating hormone, ACTH: adrenocorticotropic hormone, ADH: antidiuretic hormone, PTH: parathyroid hormone
* カルシトニンは甲状腺から分泌されるが，甲状腺ホルモンには含まない．

15.2 ホルモンの作用機構

A. ステロイドホルモンの作用機構

ステロイドホルモンと甲状腺ホルモン（15.4 節参照）は脂溶性化合物であり，標的細胞の膜を容易に通過することができる．これらのホルモンは分泌された後，

輸送タンパク質によって血液中を運ばれる. ステロイドホルモンの受容体は細胞質や核内に存在しており, ホルモンと受容体が結合した複合体が各タンパク質の鋳型^{いがた}となる DNA に結合すると転写が促進される. 特定タンパク質の合成促進によって代謝関連酵素や輸送体が誘導される結果, 代謝調節が行われる. ステロイドホルモンの一般的な作用機構は図 15.1 に示した.

a. ステロイドホルモン受容体

ステロイドホルモンの分子レベルでの作用機構が明らかにされている. ステロイドホルモンの作用発現に重要な因子はホルモン受容体である. ステロイドホルモンの各受容体は非常に似た構造をもつタンパク質からなっている. アミノ酸の相同性は各受容体タンパク質の間で 50%以上にもおよんでいる. 各ステロイドホルモンの特異性は細胞内に存在するこうした受容体を介して発揮される（図 15.2）.

B. ペプチドホルモンの作用機構

ペプチドホルモンは細胞膜を通過することができない. しかし, これらのホルモンが標的細胞膜表面の受容体に結合すると, 受容体と接して細胞膜に存在する G タンパク質（GTP 結合タンパク質）に情報が伝わる. さらに細胞膜に存在する酵素アデニル酸シクラーゼを活性化する. アデニル酸シクラーゼの活性化あるいは不

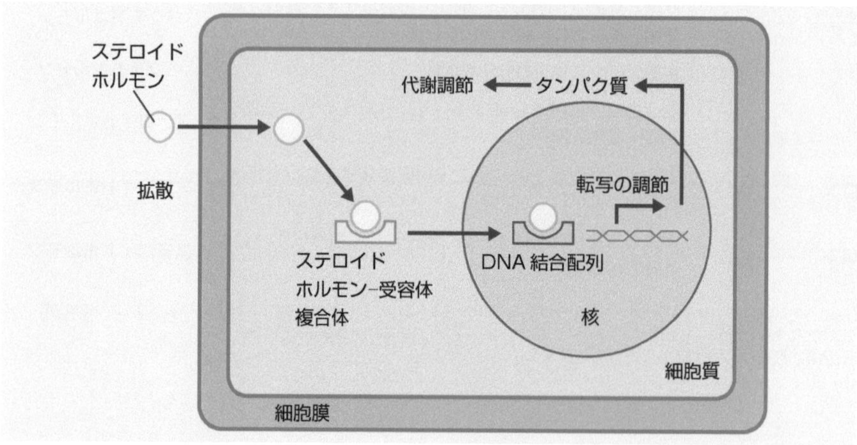

図 15.1 ステロイドホルモンの作用機構
これらの分子は, 細胞膜を介してすべての細胞に入ってゆくが, 標的細胞にある親和性の高い受容体とのみ結合する. このホルモン–受容体複合体は, DNA の特異的な領域（ホルモン感受性エレメント）に結合して, 特異的な遺伝子を活性化または不活化する. 遺伝子の転写およびそれに対応する mRNA の産生に選択的に影響を与えることにより, 特異的なタンパク質の量が変化し, 代謝過程が影響を受ける.

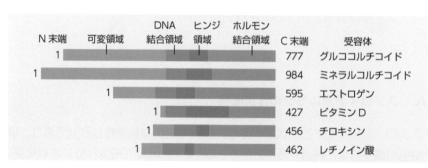

図 15.2 ステロイド–甲状腺ホルモン受容体スーパーファミリーの構造
ヒンジ領域は DNA 結合領域とホルモン結合領域を柔軟に結合している.

活性化は，少なくとも 2 つの G タンパク質である Gs（促進性）および Gi（阻害性）によって調節されている．この酵素の活性変化は cAMP（サイクリック AMP）濃度を変化させ，さらに細胞内の種々の酵素活性レベルを変化させる（図 15.3）．cAMP を介するホルモンには，グルカゴン，副腎皮質刺激ホルモン（ACTH），甲状腺刺激ホルモン（TSH），成長ホルモン，アドレナリンなどがある．

細胞膜にあるホスホリパーゼ C もまたリン脂質分解酵素の調節を通してペプチドホルモンの作用を伝達する．ホスホリパーゼ C の活性化は細胞内イノシトール三リン酸を放出し，遊離カルシウムイオン（Ca²⁺）濃度を変化させる．遊離 Ca²⁺濃度の上昇は細胞内のタンパク質リン酸化酵素の 1 つであるカルシウム 1-カルモジュリンプロテインキナーゼの活性変動をもたらす．甲状腺刺激ホルモン放出ホルモン（TRH），アンジオテンシン II，バソプレシン，アセチルコリンなどはホスホリパーゼ C の活性化を通じて情報が伝わる．

ホルモンと受容体の結合が最初のシグナルとしてはたらき，cAMP, イノシトール三リン酸，遊離 Ca²⁺などがその仲介を行う結果，ホルモンが最初に提示した情報は何倍にも増幅されて細胞内に伝わることになる（図 15.4）.

図 15.3 cAMP を介するホルモンの作用機構

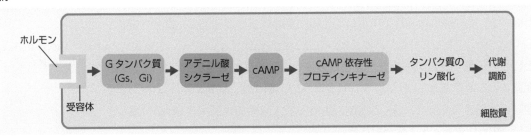

図 15.4 カルシウムによるホルモン作用の調節

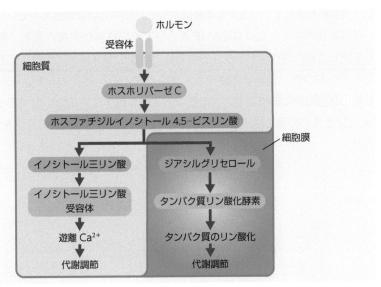

15.3 | 下垂体ホルモンと視床下部ホルモン

　下垂体，特に前葉から分泌されるホルモンは他の内分泌器官におけるホルモンの合成や分泌を刺激するので上位ホルモンともいわれる．成長ホルモン，性腺刺激ホルモン，乳腺刺激ホルモン（プロラクチン），甲状腺刺激ホルモン，副腎皮質刺激ホルモンの5種類が知られている．これらのホルモン分泌は，さらに上位中枢である視床下部からの制御を受けている．視床下部は自律神経中枢でもあり，視床下部-下垂体ホルモン分泌系は神経活動の影響も受ける．

　視床下部ホルモンは前葉ホルモンの合成と分泌を促し，分泌された前葉ホルモンは次に各標的器官のホルモン産生を増加させる．しかし，後者の濃度が高くなったときは，視床下部ホルモンの産生およびその作用を低下させることによってこの系を阻害する．逆に標的器官のホルモンが低濃度になると視床下部レベルでこの系が活性化されるというフィードバック調節機構が備わっている（図15.5）.

a.　成長ホルモン（GH）

　成長ホルモン（GH）の作用には直接作用と間接作用が知られている．直接作用とは，GHが骨端組織に直接作用してその成長を促す作用である．間接作用は，GHが肝臓に作用して肝臓におけるインスリン様成長因子1（IGF-1, ソマトメジン） **IGF: insulin-like**
という分子量7,000のペプチドを合成分泌し，これが軟骨組織や全身の成長を **growth factor**
促進する作用である．GHは，タンパク質合成，糖代謝，脂質代謝，ミネラル代謝などを調節している．GHの過剰によって巨人症や先端巨大症（末端肥大症）が生じ，欠乏によって小人症が起こる．

b.　性腺刺激ホルモンである黄体形成ホルモン（LH）と卵胞刺激ホルモン（FSH）

　黄体形成ホルモン（LH）はcAMPを介してその作用が発揮される．男女のどちらに対しても生理作用を示す．男性では，精巣の間質細胞に作用して男性ホルモンのアンドロゲン分泌を促進する．女性では，卵胞刺激ホルモン（FSH）と共に，卵巣の卵胞細胞におけるエストロゲンおよびプロゲステロンの産生を促す．FSHは，LHと共に卵巣に作用して卵胞を発育させ，エストロゲンの分泌を促進する．

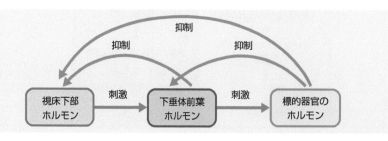

図15.5　視床下部-下垂体におけるホルモン調節のフィードバックシステム

また，精巣では，男性ホルモンと共に，精子形成を促す．

c.　乳腺刺激ホルモンであるプロラクチン（PRL）

プロラクチン（PRL）は下垂体前葉にある好酸性細胞から分泌される．その生理作用は哺乳類の授乳の開始や維持と関係している．PRL は妊娠中に発達した乳腺細胞に作用して乳汁分泌を促進する．妊娠中は胎盤から分泌される女性ホルモンの一種が乳腺の発育を促進する．また，妊娠中も PRL は分泌されるが，エストロゲンおよびプロゲステロンにより乳汁の分泌は抑制されている．しかし，分娩によりエストロゲンおよびプロゲステロンの濃度が低下し，乳汁分泌抑制が解除されたことで，PRL が乳腺に作用し，乳汁産生が開始される．

d.　甲状腺刺激ホルモン（TSH）

甲状腺刺激ホルモン（TSH）が分泌されないと甲状腺萎縮や機能低下症をきたす．また，TSH の分泌は甲状腺ホルモンであるチロキシンの投与により減少する．このようにして下垂体と甲状腺のホルモン分泌は相互に調整されている．

e.　副腎皮質刺激ホルモン（ACTH）

副腎皮質刺激ホルモン（ACTH）は，副腎皮質の肥大と副腎皮質ステロイドホルモンの合成分泌を促進する．ACTH 刺激が長期間続くと，グルココルチコイドなどの産生が過剰になる．下垂体および腫瘍による異所性 ACTH 過剰によってクッシング症候群が起こる．

f.　下垂体後葉ホルモン

下垂体後葉からは，バソプレシンとオキシトシンが分泌される．

バソプレシンは抗利尿ホルモン（ADH）ともいい，おもに腎集合管に作用して水分の再吸収を促進して尿量を減少させる．尿量の減少は尿の浸透圧上昇の原因となる．バソプレシン受容体はアデニル酸シクラーゼに連結しており，cAMP 量の変化により細胞の水に対する透過性を変化させる．バソプレシン分泌障害では尿量が極端に増加する尿崩症を生じる．また，血管収縮作用があり血圧を上昇させる作用もある．

オキシトシンは子宮筋の収縮を促し，薬理学的な量で陣痛を起こさせるのに用いられている．いずれもアミノ酸 9 個からなるペプチドホルモンである．

15.4 甲状腺ホルモン

甲状腺ホルモンは，全身のエネルギー代謝や物質代謝，発育および組織の分化調節に重要である．甲状腺ホルモンは標的細胞の細胞核の特異的受容体に結合する．ホルモン–受容体複合体はタンパク質合成を促進させて正の窒素平衡をもたらす．また，発生過程でも重要な調節因子としてはたらき，ヒトの正常な発育に

も必要である．胎児期あるいは新生児期の甲状腺機能低下症によって，身体発育や知能発育が障害されたクレチン病になる．成人では粘液水腫を起こす．甲状腺機能亢進症はバセドウ病といわれ，基礎代謝の亢進，体温上昇，発汗，頻脈，心悸亢進などの症状が見られる．

a. チロキシン（T₄）の分泌と構造

甲状腺から分泌されるアミノ酸誘導体ホルモンは4個のヨウ素を含むチロキシン（T_4）と3個のヨウ素をもつトリヨードチロニン（T_3）である（図15.6）．甲状腺にはヨウ素の90%が有機物として存在している．合成された T_4 や T_3 は甲状腺濾胞内のチログロブリンに結合して貯蔵される．分泌刺激があると T_4 や T_3 は遊離されて血液中に放出される．血中の T_4 や T_3 は，チロキシン結合グロブリンかチロキシン結合プレアルブミンに結合して標的細胞に運ばれる．

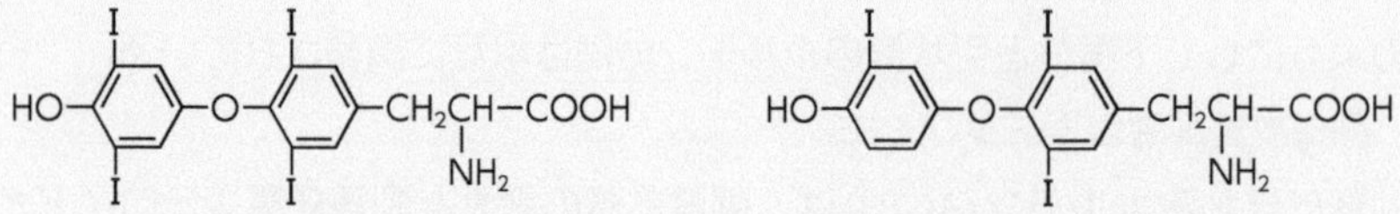

3,5,3',5'-テトラヨードチロニン
（チロキシン，T_4）

3,5,3'-トリヨードチロニン（T_3）

図 15.6　T_4, T_3 の構造
甲状腺ホルモンは活性を現すのに，微量元素であるヨウ素（I）を必要とする点に特徴がある．

15.5 カルシウム代謝を調節するホルモン

骨はカルシウムの大きな貯蔵庫としての役割があり，人体に含まれるカルシウムの99%を含んでいる．骨のカルシウムの大部分は細胞外液カルシウムと自由に交換されない．しかし，1%程度が交換可能なプールに存在し，これは骨膜間隙にある．カルシウム代謝を調節するホルモンには副甲状腺ホルモンと甲状腺から分泌されるカルシトニンがある．

a. 副甲状腺ホルモン（PTH）

副甲状腺ホルモン（PTH）はアミノ酸89個からなるペプチドホルモンである．PTH の標的細胞とその作用を図 15.7 に示した．PTH のおもな作用はカルシウムとリンのバランス維持である．腎臓の近位尿細管におけるリンの再吸収を阻害して尿中排泄を促す．遠位尿細管においてはカルシウムの再吸収を促進する．また，腎臓におけるビタミンDの活性化も促す．活性化されたビタミンDはカルシウムの腸管吸収を促進する．骨に対しては骨代謝を活性化し，カルシウムとリンの血中への溶出（骨吸収，脱灰）を亢進させる．これらの作用の結果，PTH は血液中のカルシウム濃度を高め，リン濃度を低下させる．

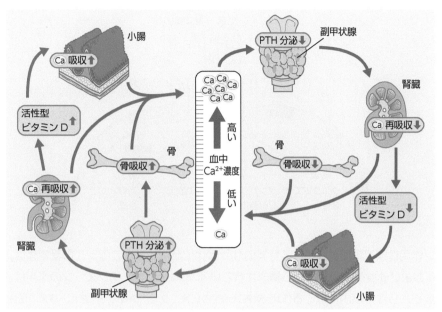

図 15.7 PTH とビタミン D による血中カルシウムの調節機構
カルシウム代謝の調節にたずさわる PTH の分泌は，血中遊離カルシウム（Ca²⁺）濃度による厳密な調節を受けている．PTH を合成・分泌する副甲状腺細胞の細胞膜には血中 Ca²⁺ 濃度を感知する Ca²⁺ 受容体が存在し，Ca²⁺ の上昇により PTH の分泌が抑制され，低下により促進される．PTH の分泌が高まると，骨吸収が促進される．また，活性型ビタミン D の合成が高まり，腸管からのカルシウム・リン吸収が促進し，血中カルシウム濃度が増加する．

b. カルシトニン

　カルシトニンは甲状腺から分泌される 32 個のアミノ酸からなるペプチドホルモンであるが，甲状腺ホルモンには含まない．血中カルシウム濃度が高くなると分泌されて骨からのカルシウムとリンの溶出を抑える．カルシウム代謝では PTH の補助的役割を果たしている．

15.6 膵ホルモン

　膵臓は内分泌と外分泌の両方の機能をもつ臓器である．膵臓のランゲルハンス島（膵島）は内分泌腺細胞群からなる．インスリン，グルカゴン，ソマトスタチンを分泌している．

a. インスリン

　インスリンは，膵臓のランゲルハンス島 B 細胞から分泌されるペプチドホルモンである．分子は 2 本のペプチド鎖からなり，A 鎖は 21 個のアミノ酸で N 末端がグリシン，他方はフェニルアラニンを N 末端（B 鎖）とする 30 個のアミノ酸となっている．2 本のペプチドはシスチンを介したジスルフィド結合（–S–S–）2 か所で連結している（図 6.4 参照）．亜鉛 2 個と六量体を形成しており，分泌されたプロインスリンはインスリンと C–ペプチド（CPR）になる．

　インスリンの作用は，解糖系とグリコーゲン合成の促進，グルコースの細胞内取り込みの促進，糖新生とケトン体合成の抑制，血糖低下などがある．インスリ

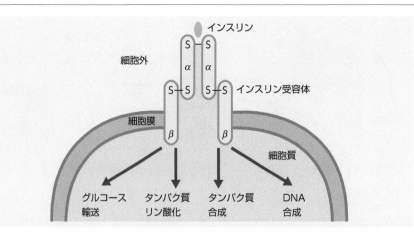

図 15.8 インスリン受容体とインスリン作用
インスリン受容体は α, β と名づけられた 2 つのサブユニットからなるヘテロ二量体であり，ジスルフィド結合により連結された構造をしている．インスリンが受容体に結合すると細胞内に多彩な変化を引き起こす．

ン作用は標的細胞表面にある特異的な受容体に結合して起こる．この受容体は，α および β サブユニットから構成されている（図 2.9 参照）．インスリンの作用は，数秒から数分以内に起こる作用（糖輸送活性の促進，タンパク質のリン酸化，酵素の活性化あるいは阻害，RNA 合成）と，数時間で起こる作用（タンパク質合成，DNA 合成，細胞増殖）がある（図 15.8）．

b. グルカゴン

グルカゴンは，膵臓のランゲルハンス島 A 細胞から産生される 29 個のアミノ酸からなる 1 本鎖のペプチドホルモンである．グリコーゲン分解を促進してグルコースを，脂肪分解を促進して遊離脂肪酸を生成するなどエネルギー供給を高める（図 2.9 参照）．グルカゴンの標的臓器は肝臓であり，肝細胞膜にある特異的受容体に結合し，cAMP を介して情報が伝達される．肝臓では特にグリコーゲンを分解してグルコースをつくるホスホリラーゼ活性を高める作用がある．また，解糖系の酵素反応を制御して糖新生を促す結果，血糖値は上昇する．

15.7 | 副腎髄質ホルモンと副腎皮質ホルモン

a. 副腎髄質ホルモン

副腎髄質からは 2 種類のホルモンが分泌される．アドレナリンとノルアドレナリンの両ホルモンは，副腎のクロム親和性細胞で合成されるアミンで，カテコールアミンと総称される．

生理作用は両者で異なり，アドレナリンの血糖上昇作用はノルアドレナリンの約 20 倍も強い．しかし，血圧上昇作用はノルアドレナリンのほうがはるかに強力である．心理的緊張はアドレナリンの分泌を促し，アドレナリンは交感神経末端を刺激して交感神経の興奮を高める．さらに，下垂体前葉を刺激して ACTH

分泌を促す結果，副腎皮質ホルモンが分泌される．

b. 副腎皮質ホルモン

　副腎皮質ホルモンはコレステロールから合成されるステロイドホルモンである．副腎皮質からは約50種類のステロイドが結晶として抽出され，そのうち数種類のみがホルモン作用を示すことが確認されている．細胞内の特定の受容体に結合した複合体はDNAの特定の領域と結合して遺伝子発現を調節する．

　副腎皮質から分泌されるホルモンのうち，コルチコステロンやコルチゾールなどは，肝臓へのグリコーゲン蓄積量を増加させる作用がある．これらは，グルココルチコイド（糖質コルチコイド）といい，基礎代謝，宿主防衛機能，血圧およびストレス応答などに影響する．原発性副腎不全症（アジソン病）では低血糖，インスリンに対する極度の過敏性，ストレスに対する感受性，食欲減退，体重低下，吐き気，などが見られる．

　副腎皮質ホルモンで電解質代謝に強い影響のあるものをミネラルコルチコイド（鉱質コルチコイド）といい，アルドステロンがその代表化合物である．このホルモンはグルココルチコイドと異なってACTHの影響は受けない．アルドステロンの分泌を調節しているのは，第一にレニン–アンジオテンシン系である．第二の分泌調節は血中のカリウムによるもので，カリウム濃度が高くなるとアルドステロンの分泌を促し，腎遠位尿細管におけるナトリウムとの交換反応でカリウムの尿中排泄を増加させる．ナトリウムの再吸収促進により水も再吸収されて細胞外液量が維持される．

15.8 消化管ホルモン

　消化吸収機能は消化管自身が分泌する消化管ホルモンによって調節されている．十二指腸，空腸粘膜からセクレチンが発見され，脳・神経系以外に体内情報伝達物質が消化管にも存在することが明らかとなった．セクレチンは最初に発見されたホルモンである．消化管ホルモンは消化管粘膜中に散在する各ホルモン分泌細胞から消化管腔内に流入した飲食物が刺激となって血中に放出される．おもなものはガストリン，セクレチン，コレシストキニン（CCK）の3種類で，いずれもペプチドホルモンである．

CCK：cholecysto-kinin，パンクレオザイミンともいう．

　ガストリンは胃酸分泌を促すとともに胃の収縮運動を増加させる．分泌細胞は胃幽門前庭部に多く分布している．タンパク質やアミノ酸，アルコールは強い分泌刺激となる．セクレチンは膵液の分泌促進作用があり，分泌された炭酸水素塩溶液によって十二指腸内のpHが弱アルカリ性となる．セクレチン分泌細胞は十二指腸および上部小腸に分布しており，管腔内が酸性になるとセクレチンが分

泌される．セクレチンにはガストリン分泌抑制作用もある．

　コレシストキニン分泌細胞もセクレチン分泌細胞と同様に分布しており，十二指腸内を通過するタンパク質，アミノ酸，脂肪酸によって分泌が強く刺激される．糖質の分泌刺激は弱い．コレシストキニンは膵臓からの消化酵素分泌や胆嚢収縮をもたらす．

15.9 性ホルモン

　下垂体の性腺刺激ホルモン（ゴナドトロピン）によって性腺（精巣および卵巣）と胎盤から分泌されるステロイドホルモンを性ホルモンという．性ホルモンはステロイド系化合物からなり，男性ホルモン（アンドロゲン）にはテストステロン，アンドロステロンなどがある．女性では，卵巣からのエストロゲンと黄体から分泌されるプロゲステロンとに分けられる．

a. 男性ホルモン

　精巣から分泌されるアンドロゲンには次のような作用がある．胎生期の性分化，精子形成，精巣上体，輸精管，前立腺，精嚢，陰茎などの発育および機能の促進，二次性徴を発現させる．また，タンパク質の合成促進も行う．テストステロン合成の障害は性機能不全症という．思春期前に起こると二次性徴が生じない．

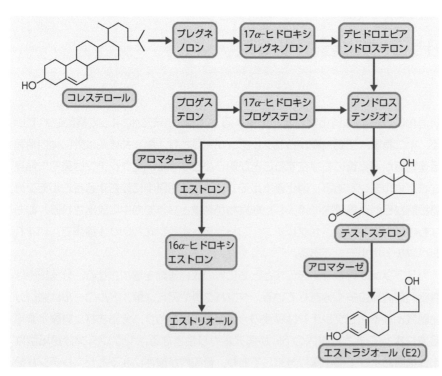

図 15.9　エストロゲンの生合成
エストロゲンは卵巣ならびに卵巣外組織でつくられるホルモンである．エストラジオール−17β は卵巣に起源をもつ主要なエストロゲンである．

b. 女性ホルモン

卵巣から分泌されるエストロゲン（卵胞ホルモン）は炭素数 18 のステロイドホルモンで，エストラジオール（E2），エストロン，エストリオールの 3 種類があり，エストラジオールが最も生理作用は強い．エストロゲンは卵胞の成育を促し，排卵を誘導する．性周期の調節，女性の二次性徴，乳腺の発育なども促す．女性としての体や代謝の特性を形成するホルモンである．プロゲステロン（黄体ホルモン）は子宮内膜を安定させて卵胞が着床しやすい環境を整える．受精卵が着床しないとエストロゲンとプロゲステロンの分泌は低下して，準備された子宮内膜が脱落して月経が始まる．

　ホルモンを産生する細胞は，ヒトで約 200 種類ほど知られているが，これらが約 75 兆個の細胞を標的にして作用することで，生体の恒常性を維持している．ホルモンによる調節機構は，ホルモンの産生や分泌を相互に制御する機構と細胞膜や細胞内に存在するホルモン受容体のはたらきを介して巧みに行われている．

問題　栄養・代謝に関する生理活性物質とそのはたらきの組合せである．最も適当なのはどれか．1 つ選べ．

[第 36 回管理栄養士国家試験問題 26]

(1) 成長ホルモン――――血糖低下
(2) グレリン――――――摂食抑制
(3) ガストリン――――下部食道括約筋弛緩
(4) インスリン――――グリコーゲン分解
(5) アドレナリン――――脂肪分解

16. 血液のはたらき

16.1 血液は生命の泉である

　血液は体のすみずみをかけめぐり，体内の環境を一定に保つ役割を果たしている．血液の生理的役割は，①酸素や二酸化炭素の運搬，②消化管から吸収された栄養素の運搬，③細胞内代謝由来の老廃物の除去，④体内 pH の維持，⑤血圧・組織圧・血漿−組織液浸透圧による水分代謝，⑥体温調節，⑦外傷への応急処置，⑧ホルモンなどの運搬と代謝の調節，⑨代謝産物の運搬，と多岐にわたっている．血液はまさに，生命の泉である．

16.2 血球の分化：血液細胞はすべて骨髄からつくられる

　血液細胞には赤血球，白血球，血小板の 3 種類の細胞がある．それらの幼若

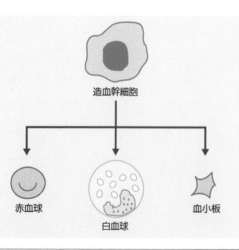

図 16.1　血液細胞の分化

型はいずれも，骨髄において未分化の多機能性造血幹細胞から分化し，成熟型になる．血液細胞の分化は，骨組織の骨髄という比較的やわらかい組織で行われる．骨髄で成熟した血液細胞はやがて血液中に出ていき，有形成分である赤血球，白血球，血小板になる（図16.1）．

血液細胞のうち，核をもっているのは白血球だけである．

16.3 赤血球とヘモグロビンの産生

A. 赤血球の成熟過程

血液中の赤血球は骨髄でいくつもの段階を経てつくられる．まず，造血幹細胞から前赤芽球がつくられる．次に，前赤芽球の核小体（核の付近にある細胞小器官）がはっきりしなくなり，好塩基赤芽球になる．ミトコンドリアなどの細胞小器官が消失して，好酸赤芽球となり，核が抜け（脱核）ヘモグロビンが増して網状赤血球となる．その後，成熟型の赤血球として表舞台の血液中へ放出される．ヒトの赤血球の寿命は約120日であり，未分化な造血幹細胞からつねに補給される必要がある．その際，重要な役割を果たすのが，エリスロポエチン（EPO）という糖タンパク質ホルモンである．

EPO : erythropoietin

B. エリスロポエチンのはたらき

エリスロポエチンは，腎臓の傍糸球体装置から分泌され，赤血球の産生を刺激する造血ホルモンである．骨髄中で，造血幹細胞からつくられた前赤芽球に刺激を与え，赤血球の産生を促す．腎臓におけるエリスロポエチン産生を調節する因子は，おもに組織の酸素分圧である．たとえば，出血などで血中の赤血球が減少し，組織への酸素供給量が低下した場合，腎臓のエリスロポエチン産生細胞にある酸素センサーが酸素分圧の低下を感知し，エリスロポエチン産生が促進される．

16.4 血液の成分と組成

血液は細胞成分の血球と液状成分の血漿からなっている．血球成分のほとんどは赤血球であり，白血球（有核）と血小板（無核）は合計しても血球成分の2.5%前後，血液全体でも1%前後である．血液の約55%を占める液状成分のうち，約90%が水分，残りの10%がフィブリノーゲン，グロブリン，アルブミンなどのタンパク質と，脂肪，糖質（血糖），抗体，ホルモン，ビタミン，老廃物（二酸化炭素，

ストレスと脳出血

仕事や家事の疲れなどでストレスがたまると，血液中の中性脂肪やコレステロールなどが高くなる．その結果，動脈の血管壁にコレステロールがくっついて，動脈硬化が起こる．動脈硬化になると血管抵抗が増大し，ストレスによってますます血流量が増加する．このため，毛細血管では，細い血管が硬くなっているところへ，より多量の血液がどっと流れることで高血圧になる．もろくなった血管は破損しやすいため，いつ出血してもおかしくないということになる．この出血が脳で起こると脳障害や死亡の原因となる．現代人にとってはストレスをためないことが長生きの 1 つといえる．

尿素など），無機塩類などである．

16.5 血球の成分と役割

　赤血球は，ヘモグロビンを含む円盤状の細胞である．酸素を組織細胞へ運び，二酸化炭素を組織細胞から運び出す．酸素はほとんど水に溶けないので，1 L の血漿は 3.2 mL の酸素しか溶かすことができない．しかし，動脈血中のヘモグロビンに結合できる酸素は 220 mL で，約 70 倍の酸素運搬能力がある．

　有核細胞である白血球には，リンパ球，単球，顆粒球の 3 つがある．外来の傷害因子を消化する．リンパ球には B 細胞と T 細胞があり，それぞれ体液性免疫作用と細胞性免疫作用をもつ（詳細は 19.2 節参照）．単球は血管外に出てマクロファージとなり，食作用を発揮する．顆粒球には，好酸球（抗原抗体反応化合物の除去），好塩基球（炎症部位の血管拡張と血液凝固防止），好中球（食作用）がある．

　血小板はトロンボキサン A_2 やセロトニンを放出し，血栓形成や血液凝固に関与する．

表 16.1　血球成分値
[資料：岡田泰伸監修，ギャノング生理学原書 25 版，丸善出版（2017）]

赤血球	成人男性 400 ～ 540 万個/μL 成人女性 370 ～ 500 万個/μL	ヘモグロビン	成人男性 14 ～ 18 g/dL，成人女性 12 ～ 16 g/dL	
		ヘマトクリット	成人男性 40 ～ 50%，成人女性 35 ～ 45%	
白血球	4,700 ～ 8,700 個/μL	リンパ球	20 ～ 25%（白血球全体に占める割合）	
		単球	4 ～ 6%	
		顆粒球	好酸球	2 ～ 4%
			好塩基球	0.50%
			好中球	60 ～ 70%
血小板	15 万～ 35 万個/μL			

16.6 ヘモグロビン

ヘモグロビンを構成する4本のサブユニットは，酸素を結合することにより，サブユニット自体の高次構造に一定の変化を生じる．それに加えて，サブユニットどうしの親和性も変化し，酸素がいっそう結合しやすくなる．その結果，ヘモグロビンの酸素平衡曲線は，酸素濃度の上昇に伴い，酸素に対するヘモグロビンの親和性が著明に増大し，S字状（シグモイド）曲線となる．こうした酸素とタンパク質との協調的相互作用は，いわゆるアロステリック効果*の代表例である．ヘモグロビンとは対照的に，ミオグロビンは1本のポリペプチド鎖からなるため，アロステリック効果は存在せず，酸素平衡曲線はS字状にはならない．

＊ タンパク質に他の化合物が結合することで，そのタンパク質の機能が調節されること．

図16.2のヘモグロビンとミオグロビンの酸素平衡曲線から，酸素分圧の低い組織でもミオグロビンは酸素と結合することができる，一方，ヘモグロビンはずっと多くの酸素を酸素分圧の低い組織に供給することができる．

酸素のほかに，二酸化炭素，水素イオン，2,3-ビスホスホグリセリン酸（赤血球だけに見られる代謝産物）もアロステリック因子である．

図16.2 ヘモグロビンとミオグロビンの酸素平衡曲線

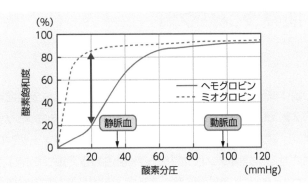

16.7 赤血球の代謝と溶血

赤血球はミトコンドリアなどの細胞内小器官をもたない．そのため，細胞質の代謝速度は低い．赤血球はATPを産生するために，グルコースを乳酸にまで多量に分解する．このエネルギーは，赤血球内のK^+/Na^+比を正常に保つため，Na^+，K^+-ATPアーゼに利用される．

グルコースの一部はペントースリン酸回路によってNADPHを産生する（図16.3）．NADPHは，還元型グルタチオンの濃度を保つことによって，ヘモグ

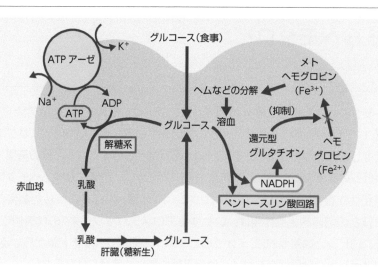

図 16.3　赤血球における糖代謝と溶血

ロビン中の 2 価の鉄イオン Fe^{2+} の 3 価の鉄イオン Fe^{3+} への酸化（メトヘモグロビン化）を防ぐ．メトヘモグロビンは酸素との結合能力がなく，組織への酸素の運搬ができない．赤血球の解糖系とペントースリン酸回路が低下すると，細胞内外の K^+/Na^+ 比を正常状態には保てなくなる．しかも，メトヘモグロビンが増加すると溶血されやすい．

16.8 血漿タンパク質

血漿中の固体成分のほとんどはタンパク質であり，血漿成分に含まれるタンパク質量は約 7 g/dL である．血漿タンパク質を構成するおもなタンパク質は，フィブリノーゲン，アルブミン，グロブリンである．フィブリノーゲンは血液を凝固させて止血させる．血漿タンパク質の 60%を占めるアルブミンは，血漿浸透圧を維持し，カルシウム，遊離脂肪酸，ステロイドホルモンなどを結合して輸送する．また，タンパク質栄養の重要な指標になる．グロブリンは多数のタンパク質の総称であり，さまざまな機能を担う．免疫防御機能をもつグロブリンもある．

16.9 血液凝固のメカニズム

けがをして出血すると，ほどなく血液が凝固する．その経過をみると，まず血管の壊れた部位に血小板が集まり，血管の壊れた壁を覆う．次いで，その部位に血漿中の複数の血液凝固因子が連鎖反応し活性型 X 因子が生成され，これによりプロトロンビンがトロンビンに活性化される．さらにこのトロンビンにより

図16.4　血液凝固の
メカニズム

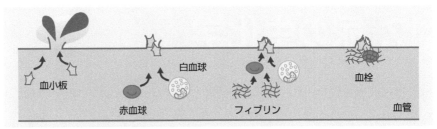

フィブリノーゲンがフィブリン（繊維素）となる．このフィブリンに血球成分（ほとんどが赤血球）が包まれ，血栓となり止血が完了する（図16.4）．これらの連鎖反応の過程にはカルシウムや血小板因子などもはたらく．

16.10 血液のおもな病気

　肝臓や腎臓などの病気はよく知られているが，血液にもさまざまな病気がある．
　血友病は，ある血液凝固因子をコードする遺伝子を含んでいるX染色体上で，いろいろな異常が先天的に起こっているために現れる出血性疾患である．血友病の治療には，血漿から作製された血液製剤を用いて治療される．血液製剤が導入された初期に非加熱製剤を用いて，血友病患者にHIVウイルスを感染させてしまうという恐ろしい事態をまねいた．
　白血病はいわば血液に発症するがんである．造血幹細胞に生じた異常なクローンが骨髄などで増殖する．造血機能を抑制したり，器官に入り込んで別の病気を発症させたりする．白血病の治療法の中に骨髄移植がある．骨髄バンクが必要とされる要因の1つである．

> 　血液には3種類の血球成分がある．赤血球は酸素や二酸化炭素の運搬を，白血球は異物の消化を，血小板は血液凝固を担っている．これらの細胞の中で，白血球は唯一，核をもっている．

> **問題　血球に関する記述である．最も適当なのはどれか．1つ選べ．**
> [第36回管理栄養士国家試験問題38]
> (1) 赤血球には，ミトコンドリアが存在する．
> (2) 好中球は，抗体を産生する．
> (3) B細胞は，胸腺で成熟する．
> (4) 好酸球は，アレルギー反応に関与する．
> (5) 血小板には，核が存在する．

17. 尿の生化学

17.1 尿は腎臓のどのようなしくみによってつくられるか

腎臓の機能的ユニットであるネフロンは腎小体とそれに連なる尿細管からなる（図 17.1）．ヒトの腎臓 1 個の中には約 100 万個のネフロンがある．腎小体は糸球体と，それを取り囲むボーマン嚢からなる球状体である．腎臓の最も重要な機能は，水と水溶性物質を尿として排泄することである．尿は，①腎小体での濾過と，②尿細管での再吸収と，③分泌によって形成される．

毎日 1,500 L の血液は腎臓に流れ込み，血球およびタンパク質以外の成分が無差別に糸球体濾過膜を通ってボーマン嚢へ濾過される．この糸球体濾過液が血漿と等張な原尿で，毎日約 150 L もつくられる．濾過量を増加させるホルモンは

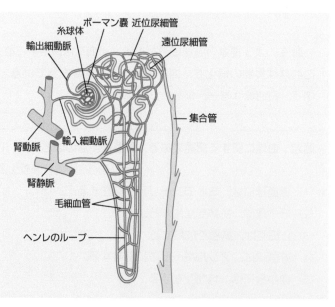

図 17.1 ネフロンの構造

糸球体濾過

糸球体濾過膜は分子量 5,000 以下の血漿中の物質は素早く通過する．高分子物質は濾過が遅れるが，65,000 以下では尿中に排泄される可能性がある．血液中のタンパク質はほとんど 54,000 以上なので，尿中に排泄される量は極めて少ない．

グルココルチコイド，甲状腺ホルモン，心房性ナトリウム利尿ペプチドなどがある．

もし原尿（約 150 L）がそのまま排泄されると，お風呂 1 杯分になるが，そうならないのは，尿細管で水分の 99% が再吸収されるためである．それと同時に多くの栄養素，特にグルコースやアミノ酸，ビタミン，陽イオン（ナトリウムイオン Na^+，カリウムイオン K^+，カルシウムイオン Ca^{2+}，マグネシウムイオン Mg^{2+}），陰イオン（炭酸水素イオン HCO_3^-，リン酸イオン PO_4^{3-}，塩化物イオン Cl^-，硫酸イオン SO_4^{2-}）は能動輸送により再吸収される．体内から排泄しなければならない物質で尿細管に分泌されて尿中に出されるものがある．これらの中には，尿素，尿酸，クレアチニンやペニシリンなどの薬物などが含まれる．このほかに Na^+，K^+，H^+，アンモニアなどが分泌され，体内の酸塩基平衡の調節に役立っている．特に，ミネラルコルチコイド（アルドステロン）は Na^+ の再吸収を促進し，より多量の水分を再吸収させ，バソプレシンとともに，体内の水分量の調節を担っている．

17.2 腎臓の多才なはたらき

A. 血圧の調節（レニン–アンジオテンシン–アルドステロン系）

腎臓は血圧の変化に極めて敏感な臓器である．レニン–アンジオテンシン–アルドステロン系は腎臓における血圧調節に重要な役割を果たしている．生体が何らかの原因で循環血液量が不足してくると，傍糸球体細胞の圧受容体が腎動脈血圧の減少を感知して，レニンの分泌を促す．レニン–アンジオテンシン–アルドステロン系は腎性昇圧系という．

B. 体内水分量と浸透圧の調節

脳の視床下部（渇中枢）には体液の浸透圧や水分量を感知する受容体がある．この受容体が刺激されると下垂体後葉からバソプレシンが血中に放出される．バソプレシンは尿細管と集合管で水の再吸収を促進し，尿は濃縮され，体内水分量と体液の浸透圧を調節する（図 17.2）．逆に，心房性ナトリウム利尿ペプチドは水の

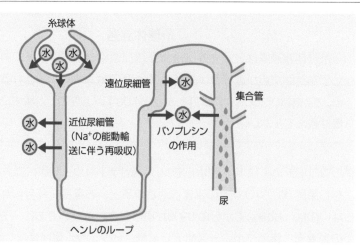

図 17.2 　腎臓と水の
再吸収

再吸収を抑制し，利尿を促進するので，薄い尿が多量に排泄される．アルコール
はバソプレシンの産生を減らす．アルコールを飲みすぎると尿量が増え，体の水
分が減るので，のどの渇きを増長する．

C. 酸・塩基のバランスを調節する

　血液や体液の pH は 7.35 〜 7.45 の非常に狭い範囲に保たれている．生命活
動によって体の pH が下がる（アシドーシス）ときは余分の水素イオンやアンモニア
の尿中への放出を促すとともに，炭酸水素イオン（HCO_3^-）の再吸収を促進する．
逆に pH が上がるアルカローシスのときは HCO_3^- の再吸収を抑制し，アルカリ
尿を排出する．腎臓は体液や血液の pH を正常に保つはたらきがある．

D. 造血ホルモンのエリスロポエチンも腎臓で

　血液中の酸素が不足すると，腎臓のエリスロポエチン（EPO）産生細胞にある酸
素センサーが酸素分圧の低下を感知し，エリスロポエチンの分泌を促す．その結
果，骨髄にある造血幹細胞にはたらいて赤血球形成を促進する（16.3 節参照）．腎
臓が障害されるとエリスロポエチンの分泌が減少し，再生不良貧血（腎性貧血）に
なる．

E. その他

　腎臓と肝臓だけに，新たに糖質以外のものからグルコースを合成する能力（糖
新生）がある．しかし，全体の糖新生に対する腎臓の貢献度は約 10% しかない．
カルシウムの恒常性に関与するビタミン D 代謝において腎臓が 25-ヒドロキシ
ビタミン D_3 の 1α 位をヒドロキシ化する（活性型）か，あるいは 24 位をヒドロキ
シ化する（不活性型）かによって血中カルシウム濃度を厳格にコントロールしてい
る（12.1B 項参照）．

表17.2 ヒトの主要尿成分（正常尿）

[資料：桑木共之ら編・訳，トートラ人体の構造と機能第4版，丸善出版（2012）]

	尿成分	（g/24 時間尿）
有機物	尿素	20 ～ 30
	尿酸	0.3 ～ 2.0
	クレアチニン	1.0 ～ 1.5
	クレアチン	0.05 ～ 0.15
無機物	ナトリウム	4 ～ 8
	塩素	6 ～ 9
	カリウム	1.5 ～ 2.5
	カルシウム	0.1 ～ 0.3
	リン酸	0.5 ～ 3.5
	硫化物	2.0 ～ 3.4

尿は腎小体での濾過と，尿細管での再吸収と分泌で生成される．腎臓の役割は老廃物の排泄と体液の調節（水分代謝，電解質代謝，浸透圧，酸塩基平衡）である．

問題 腎・尿路系の構造と機能に関する記述である．最も適当なのはどれか．1つ選べ． ［第 36 回管理栄養士国家試験問題 31］

(1) クレアチニンは，糸球体で濾過される．
(2) イヌリンは，尿細管で再吸収される．
(3) ヘンレ係蹄は，遠位尿細管と集合管との間に存在する．
(4) レニンは，尿管から分泌される．
(5) エリスロポエチンは，膀胱から分泌される．

18. 生体膜のはたらき

18.1 細胞はさまざまな膜からできている

　細胞は，細胞膜に包まれ，内部には核とそれを取り囲む細胞質がある．細胞質は，細胞質ゾル（細胞質基質）とミトコンドリア，小胞体，ゴルジ体，リソソームなどの構造体からなる（図 18.1）．核とこれらを細胞小器官といい，それぞれ重要な役割をもつ．細胞の内外を隔てる細胞膜や細胞小器官を形成している各種の膜を生体膜という．核膜やミトコンドリア膜など細胞小器官の膜は，それぞれの機能に応じた構造をもっている．

　生体膜は，リン脂質の二重層にさまざまな機能をもつタンパク質が埋め込まれ

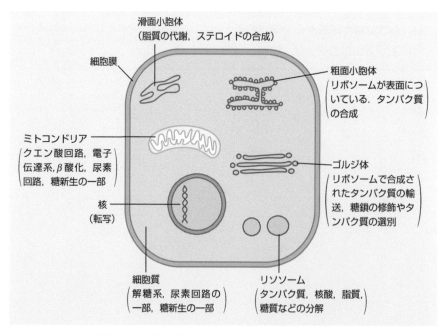

図 18.1　細胞小器官とおもな生化学反応

滑面小胞体
（脂質の代謝，ステロイドの合成）

細胞膜

粗面小胞体
リボソームが表面についている．タンパク質の合成

ミトコンドリア
クエン酸回路，電子伝達系，β 酸化，尿素回路，糖新生の一部

ゴルジ体
リボソームで合成されたタンパク質の輸送，糖鎖の修飾やタンパク質の選別

核
（転写）

細胞質
（解糖系，尿素回路の一部，糖新生の一部）

リソソーム
（タンパク質，核酸，脂質，糖質などの分解）

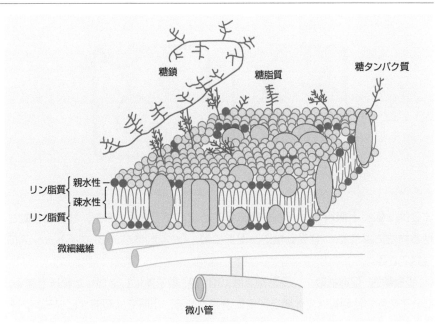

図 18.2　生体膜の流動モザイク構造
リン脂質の親水性の部分は生体膜の表面に，疎水性の部分は向かい合って内部に位置している．表面には糖タンパク質や，糖脂質の糖鎖が突き出ている．タンパク質は膜に埋め込まれたものと表在性のものに分けられる．

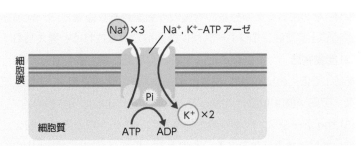

図 18.3　Na⁺,K⁺–ATP アーゼ
Pi は無機リン酸

ており，モザイク構造という形をとっている（図 18.2）．このタンパク質には，ホルモンやシグナルに特異的に結合し，情報伝達を行うもの，物質輸送のためにはたらくもの，酵素などがある．たとえば，細胞内外のイオン組成は異なり，ナトリウムイオン Na^+ は細胞外，カリウムイオン K^+ は細胞内で高濃度であるが，これは細胞膜に埋め込まれた Na^+, K^+–ATP アーゼのはたらき（図 18.3）によるものである．Na^+, K^+–ATP アーゼは，ATP のもつエネルギーを利用して，Na^+ を細胞外へ，K^+ を細胞内へ輸送している．

18.2 | 物質はどのように生体膜を通過するか

　細胞膜は，単に外界と細胞内外を区切っているだけではない．必要な物質は積極的にとり入れ，代謝産物は細胞外に輸送しなければならない．この輸送は，分

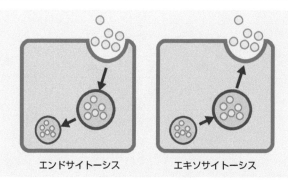

図 18.4　高分子の輸送

エンドサイトーシス　　　　　エキソサイトーシス

泌（外向き輸送）と吸収（内向き輸送）に分類することができる．また，物質を移動させる方法によって，(1) 受動輸送，促進拡散，(2) 能動輸送，(3) サイトーシスに分類できる．

(1) 受動輸送，促進拡散　　受動輸送は，濃度差，電位差にしたがった輸送である．低分子の脂溶性物質は生体膜を容易に通過できる．小腸では脂溶性ビタミン，水溶性ビタミンの一部，マンノース，核酸，脂溶性物質がこの方法で吸収される．担体*を利用してある特定の物質のみを通過させる場合は，促進拡散という．小腸粘膜上皮ではフルクトースが促進拡散で吸収されると考えられている．

* 物質を輸送するもの．

(2) 能動輸送　　能動輸送とは物質の濃度差，電位差に逆らって行われる輸送である．そのためには当然，担体とエネルギーが必要である．小腸上皮でのグルコース，アミノ酸は Na^+ と共役して，能動輸送により吸収される．

(3) サイトーシス　　細胞膜が物質を包み込んで細胞内を移動し，大きい粒子や液体を輸送する反応である．そのうち，細胞外の物質を細胞内に取り込むことをエンドサイトーシス，細胞内の物質を細胞外に排出することをエキソサイトーシスという．小腸では，タンパク質などの高分子物質がこの方法で吸収されることもある（図 18.4）．

　担体を機能別に分けると，チャネル，トランスポーターがある．チャネルというのは，輸送のときに膜にある穴が開いて大量にイオンを通すことができるものである．トランスポーター（輸送体）とは，ある基質を ATP の加水分解エネルギーを使い，濃度差，電位差に逆らって輸送するものをいう．トランスポーターには，2 種の物質を同方向に運ぶシンポートや 2 種の物質を逆方向に輸送するアンチポートが可能なものもある．

18.3 生体膜の異常

　生体膜の異常により起こる病気がある．生体膜の機能はおもにそこに埋め込ま

れたタンパク質によるところが大きいので，それらのタンパク質の欠損あるいは機能に障害があると病気につながる．たとえば，血液中のコレステロール値が異常に高くなる家族性高コレステロール血症では，細胞膜に存在する LDL（低密度リポタンパク質）受容体の変異が見つかっている．このほかに，リソソーム病，ミトコンドリア病，赤血球膜の異常（赤血球の形態異常，溶血性貧血），膜輸送の異常など生体膜の異常に起因する多くの疾患があり，膜機能の重要性を裏付けるものである．

> 　生体を構成している細胞は，細胞膜で外界と区切られている．細胞の中には，DNA がある核，タンパク質の合成を行う粗面小胞体，脂質の代謝，ステロイドの合成を行う滑面小胞体，糖鎖の修飾と選別を行うゴルジ体，タンパク質など高分子物質の分解を行うリソソーム，エネルギーの産生を行うミトコンドリアなどの細胞小器官があり，すべて生体膜で区切られている．それ以外の無構造物の部分を細胞質ゾルといい，解糖系の酵素などがある．生体膜の通過方法には，受動輸送，能動輸送，サイトーシスなどがある．

問題　ヒトの細胞の構造と機能に関する記述である．最も適当なのはどれか．1つ選べ．　　　　　　　　　［第 35 回管理栄養士国家試験問題 17］

(1) 細胞膜には，コレステロールが含まれる．

(2) 核では，遺伝情報の翻訳が行われる．

(3) プロテアソームでは，タンパク質の合成が行われる．

(4) リボソームでは，グリコーゲンの合成が行われる．

(5) ゴルジ体では，酸化的リン酸化が行われる．

---

19. 免疫の生化学

19.1 免疫とは

　免疫とは「疫（病気）を免れる」という意味である．はしかなどに一度かかると，その後再びかかることがない．血液中には，はしかウイルス（抗原）を無毒化する能力をもつタンパク質，つまり抗体ができるからである．抗体は病原体に限らず，自分の体にない物質（異物，非自己物質）が体内に侵入すれば，それを排除する生体防御（免疫）のはたらきをもっている．このように免疫とは外敵の侵入から身を守るのが本来の目的であるが，逆に裏目になる場合もある．たとえば"奇妙な"という意味であるアレルギーは，異物（花粉，薬剤など）に対する抗体をもった人の過剰な防御反応である．

a. 抗原

　抗体ができる原因になる物質を抗原という．抗原はタンパク質や多糖類などの高分子物質である．低分子物質だけでは抗原になりえないが，タンパク質（ハプテン）などの高分子に結合させておくと抗体をつくらせることができる．

b. 抗体

　抗体は免疫グロブリンというタンパク質であり，それをつくらせる原因となった抗原と強く結合する．抗原と似ている物質があっても確実に識別し，選択的に抗原とのみ結合する．

c. 抗原抗体反応の沈降反応

　タンパク質の抗原には多数の抗原決定基がある．また，抗体も複数の結合部位をもつので，双方が出合うと大きな重合体になり，一定期間後に不溶化して沈降物が析出する反応をいう．

19.2 免疫の分類

　免疫系は大きく分けて自然免疫と獲得免疫の2つに分類することができる．自然免疫（非特異的防御機構）とは皮膚や粘膜（気管や消化管など）などの，生体が先天的にもっている免疫システムをいい，異物の侵入により後天的に得る免疫を獲得免疫という．一般的に免疫といわれるのは獲得免疫のことである．

　この獲得免疫は，さらに体液性免疫と細胞性免疫に分類される．体液性免疫とは，体内に侵入した異物に対抗して抗体を産生し，体液によって運ばれ，抗原と結合することによって抗原が無毒化されるような免疫機構をいう．はしかは，はしかウイルスによって引き起こされる病気である．一度はしかに感染すると体内には抗体が産生され，はしかウイルスが再び体内に侵入しても，すぐに抗体の結合を受け，無毒化される．

　これに対し，体内に侵入した異物を排除するのにリンパ球，特にT細胞がこの抗原に作用して排除する機構を細胞性免疫という．

表 19.1　免疫の分類

免疫		特徴
自然免疫		抗原非特異的に好中球やマクロファージが細菌などを食べて排除する．
獲得免疫	体液性免疫	B細胞が抗体を産生し，抗原を無毒化する．
	細胞性免疫	T細胞やマクロファージが直接，病原体に感染した細胞を攻撃・排除する．

19.3 免疫系の細胞

　白血球は細菌や異物などが生体内に侵入した場合に，防御や免疫などに関与している細胞で，好酸球，好塩基球，好中球，単球，リンパ球などがある．好中球，好酸球，好塩基球の細胞質には顆粒が極めてよく発達している．この3種類の白血球は顆粒球という．また，単球はいずれマクロファージに変化する．

a.　好酸球

　顆粒が酸性色素のエオシンによく染まるので好酸球という．アレルギー反応を抑制する作用をもつ．

b.　好塩基球

　顆粒が塩基性色素によく染まるので好塩基球という．組織のマスト細胞と類似した機能をもち，ヒスタミンを放出してアレルギー反応を引き起こす．

c. 好中球

顆粒が中性色素によく染まるので好中球という．体内に侵入した細菌を食作用で排除するはたらきをもつ．

d. 単球

単球は骨髄から血液に入り，約72時間循環する．その後組織に入り，マクロファージになる．細胞性免疫においても中心的役割を果たしている．

e. マクロファージ

マクロファージは骨髄の前駆細胞に由来する．単球として，循環血中に数時間とどまったのち，組織中へ移動してマクロファージへ変化（分化）したものである．マクロファージはその細胞質内に含まれるリゾチームやエステラーゼなどの消化酵素を用いて，侵入してきた異物の食作用（消化）や抗原提示細胞のはたらきをもち，体液性および細胞性免疫に重要な役割を果たしている．

f. リンパ球

リンパ球は体内に侵入してきた病原体（抗原）だけを狙い撃ちする極めて効率のよい免疫システムの主役である．そのリンパ球には，骨髄（bone marrow）由来のB細胞（体液性免疫）と胸腺（thymus）由来のT細胞（細胞性免疫）がある．その大きさはB細胞，T細胞とも8〜12 μmである．

B細胞は細菌や他の侵入物質を中和する体液性免疫反応の中心的役割を果たしている．それぞれのB細胞は1つの抗原だけしか認識することができない．1個のB細胞（形質細胞）は1種類の抗体（免疫グロブリン）しかつくらない．

B細胞は抗原と結合しただけでは抗体反応を開始せず，T細胞の出すシグナルで反応が起きる．このT細胞をヘルパーT細胞という．このヘルパーT細胞は抗原と反応することによってB細胞刺激因子（B細胞増殖分化因子）を合成・放出し，B細胞に作用する．また，サプレッサーT細胞は，必要以上の抗体産生を防ぐためにヘルパーT細胞のはたらきを抑制する．このように，T細胞は，免疫系全体の指令塔的役割を演じる免疫担当細胞である．

g. マスト細胞（肥満細胞）

好塩基性色素で染色される顆粒（プロテオグリカンを含む）を細胞質内に多くもつ．そのほかにヒスタミンなど薬理学的活性のある物質を多く含む．

マスト細胞は好塩基球とは異なり，血液中には存在しない．結合組織や粘膜組織内など全身に広く分布する．特に気道，消化器，尿路系の上皮下結合組織などといった抗原と接触しやすい場所に存在する．

19.4 体液性免疫の主役である抗体の構造

　抗体タンパク質は 2 本の長いポリペプチドと短い 2 本のポリペプチドの計 4 本のポリペプチド鎖から構成されており，図 19.1 に示したように Y の形になっている．長いほうのポリペプチド鎖を，heavy の頭文字をとって H 鎖，短いほうのポリペプチド鎖を light の頭文字をとって L 鎖という．Y 字形の上部（L 鎖と H 鎖が対になっている部分）が Fab（抗原結合部位，fragment antigen binding）で 2 か所ある．

　自然界には細菌やウイルスやその他数多くの物質があり，それらが異物として人体内に侵入するので，抗体はこれに対応できるだけの種類がなければならない．Fab 部分の L 鎖 N 末端の 1/2 と，H 鎖 N 末端の 1/4 は，個々の抗体でアミノ酸配列が異なっているので，可変（variable）領域（V 領域）という．

　また，H 鎖の C 末端の 3/4 と L 鎖の C 末端の 1/2 のアミノ酸配列は一定なので定常（constant）領域（C 領域）という．

図 19.1　抗体の構造
— ジスルフィド結合
■ 可変領域（V 領域）
■ 定常領域（C 領域）

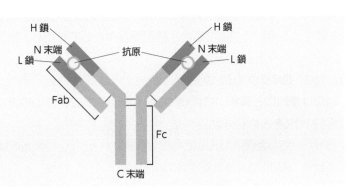

19.5 免疫グロブリンの 5 つのクラス

　免疫グロブリンは，定常領域の Fc 部（図 19.1）の違いによって大きく 5 つに分類される．これを免疫グロブリンのクラス（またはアイソタイプ）といい，免疫グロブリンの英語（immunoglobulin）の頭文字をとって IgA，IgD，IgE，IgG，IgM の 5 つに分類される．

a. IgA：局所免疫の主役
　IgA には血清型 IgA と分泌型 IgA とがある．分泌型 IgA は唾液，涙，気管支分泌液，鼻汁，初乳，腸管分泌液などに含まれ，眼の結膜，のど，気管支，消化

管，尿路などの粘膜表面に分布することにより外界からの異物侵入を阻止する（局所免疫）．

b.　IgD

　IgD は IgE の次に数が少ない免疫グロブリンである．B 細胞表面に存在するが，生理的意義はまだよくわかっていない．

c.　IgE：アレルギーを起こす免疫グロブリン

　IgE の分子量は約 190,000 で，気道，消化管粘膜，リンパ節などに局在している．マスト細胞の表面には IgE の Fc 部分と結合する受容体が存在するので，IgE はマスト細胞の表面に結合，抗原受容体として作用し，即時型アレルギー（Ｉ型アレルギー）を引き起こす．

d.　IgG：免疫グロブリンの主役

　IgG は量的に一番多い抗体（800 〜 1,600 mg/dL）で，血中の免疫グロブリン抗体の約 80％を占めている．

　母親の IgG は胎盤を経由して胎児に供給される．IgG の半減期は 1 か月である．

e.　IgM：最初につくられる免疫グロブリン

　IgM はヒト免疫グロブリンの約 10％を占める．抗原が体内に侵入してくると最初に産生される抗体であるが，すぐに IgG にとって代わられる．たとえば，ウイルス感染を受けると，それに対する IgM 抗体が産生される．しかし，IgM の半減期は 5 日と短いので，やがて IgG だけになる．

　ヒトの IgM 抗体はヒトが最初につくることのできる抗体で，胎児のときから IgM 抗体を産生する．

19.6 補体

　補体系とは，血液中の生体防御にはたらく主要なシステムである．抗体により認識された異物や病原体は，免疫グロブリンを介して活性化された補体によって

血流中から除去される．補体は，血清中に存在する9つの補体タンパク質（C1〜C9）の複合体であり，血清中に殺菌作用をもつ易熱性因子である．抗原抗体反応による溶解反応を起こすには，この9成分が集合する必要がある．

補体系のおもな作用には，細菌などの細胞膜溶解（溶菌作用），マクロファージなどの免疫細胞活性化，細菌などに付着して食細胞による食作用効果をあげる（オプソニン作用），白血球走化作用や急性炎症時における血管透過性の亢進などがある．

19.7 アレルギー

抗原が一度体内に侵入したのち，再び同様の抗原が体内に侵入した場合，その抗原に対する過剰な抗原抗体反応が起こり組織が障害を受ける．免疫反応は生体にとってつねに有益というわけではなく，免疫反応によって障害を受ける反応をアレルギーという．

魚を食べたあと，皮膚にじん麻疹（ましん）ができたり，花粉やほこりによって鼻炎が起こるのは生体が魚成分，花粉，ほこりなどを抗原として認識し，アレルギー反応を引き起こしたためである．

現在，日本の全人口の2人に1人が何らかのアレルギーで悩んでいる．特に春先に飛散するスギ花粉に対しては，約40％もの人がアレルギー症状を起こしている．

a．アレルゲン

アレルギーを発症させる物質で，接触経路によって，吸収アレルゲン（スギ・ヒノキ・ブタクサなどの花粉，ダニ，カビ，ネコ・イヌなどの動物の毛，家塵など空中に浮遊するものが多い），食物アレルゲン（牛乳，ソバ，卵など），薬剤アレルゲン（ホルモン，サルファ剤，抗生物質など），刺咬（しこう）性アレルゲン（ハチなどの昆虫毒素），接触アレルゲン（ピアスの金属など）に分類される．

b．アレルギーの分類

感作（かんさ）された生体がアレルギーを発症するまでの時間によって，過敏症は即時型アレルギーと遅延型アレルギーの2つに分類される＊．

即時型アレルギーは発症までに短い時間で起こるが，遅延型アレルギーは長時間を経て発現する．即時型反応には血清中に存在する抗体によって，遅延型反応は感作細胞によって引き起こされる．

c．即時型アレルギー

喘息（ぜんそく），皮膚炎，花粉症などをアトピー性疾患という．アトピー患者はアレルゲンと接触すると，IgEを産生する．マスト細胞上のIgE抗体に反応し，その刺激

＊　即時型アレルギーは，さらにⅠ〜Ⅲ型に分類され，そのとき，遅延型はⅣ型アレルギーという．

でマスト細胞は炎症作用因子であるヒスタミン，ロイコトリエンを細胞外に放出し，血管透過性の亢進，平滑筋の収縮などのアレルギー反応を引き起こす.

IgE 依存性アレルギーは，アレルゲンが体内に侵入してから極めて短時間で症状が出るので即時型アレルギーという.

d. 遅延型アレルギー

遅延型アレルギーは細胞を媒介した免疫反応によるアレルギーである. 即時型とは異なり，純粋にTリンパ球による反応である. また，接触性皮膚炎やツベルクリン反応のように抗原との接触から反応が最大となるまでの時間が約 2 日もかかるので遅延型アレルギーという.

腕時計のバンドにかぶれて皮膚に炎症を起こす人がいる. こうした接触性皮膚炎はバンドの金属がアレルゲンとして作用し，T 細胞が関与した結果である. アレルゲンと応答した T 細胞はリンホカインという生理活性物質（マクロファージ走化因子）を放出し，マクロファージや白血球の集合，血管透過性の亢進による炎症をもたらす.

19.8 免疫に関する話

a. ツベルクリン反応

ドイツで発見された B.C. 7000 年の人類の化石に結核の痕跡^{こんせき}が認められた. 結核は有史以前から人類の大敵であった. WHO（世界保健機構）によると年間 1000 万人もの新しい患者が出現している. 日本では毎年 1 万人以上もの患者がおり，約 2 千人が死亡している.

WHO : World Health Organization

ツベルクリン反応は結核に感染したかどうかを知る唯一の検査方法である. 結核に感染した人では，結核菌抗原に対応する T 細胞が増加しているため，皮膚に結核菌の抗原であるツベルクリン（数種類のタンパク質）を注射すると，T 細胞がそれに応答してリンホカインを放出し，その結果皮膚が赤くなり，しこりのできる陽性のツベルクリン反応が観察される. ツベルクリン反応の判定は 48 時間後の発赤の有無，直径の大きさなどで判定する.

ツベルクリン反応は典型的な細胞性免疫の遅延型アレルギー（遅延型過敏症）であり，ツベルクリンに特異的に感作された T 細胞が主役をなしている.

b. 母乳と免疫

母乳は世界最古の栄養食品である. 母乳栄養は栄養学，感染症，アレルギー予防および母子健康などの立場から新生児・乳児にとって最も望ましい栄養である. WHO は，母乳育児の世界全体の普及率を 2023 年の 48%から 2030 年までに 70%とすることを目標としている.

新型コロナウイルスの mRNA ワクチンとは

　これまでのワクチンは弱毒化した不活性化のウイルスやその一部を用いて，人の体内で抗体をつくることで，そのウイルスに対して免疫の獲得するしくみだった．それに対して，mRNA ワクチンは mRNA を用いている．

　mRNA ワクチンは，ウイルスのタンパク質をつくる情報の一部が含まれた mRNA を投与し，体内でウイルスのタンパク質がつくられることで，そのタンパク質に対する抗体がつくられ，免疫を獲得するというしくみである．

　mRNA ワクチンの利点は，ワクチン開発期間が短いことである．これまで数年かかっていたものが，新型コロナウイルスに対しては1年で開発され，速やかに対応できた．この mRNA ワクチンの開発を可能にしたカタリン・カリコらは 2023 年度ノーベル生理学・医学賞を受賞した．

　代表的な母乳に含まれるタンパク質としては，新生児の主要栄養源であるカゼイン，溶菌作用をもつリゾチーム，分泌型免疫グロブリンである IgA，免疫機構がまだ未熟な新生児を細菌やウイルスなどの感染から防ぐ抗菌作用をもつラクトフェリンなどがある．

　IgA，ラクトフェリン，リゾチームなどの生体防御にはたらくタンパク質は分娩直後に分泌される母乳（初乳）中に高濃度に含まれ，出産後経日的に減少する．この間，初乳中のカゼインは少ない．

　細菌やウイルスなどが無数に存在する自然界（体外）に分娩された新生児では，カゼインなどの栄養摂取よりも，初乳を摂取することによってまず感染に対しての防御体制を整えることが必要である．

　中近東諸国や南アフリカなどの国では子どもの目が炎症を起こした場合，目薬をさすように母乳を目にさす習慣がある．これは経験的に母乳に免疫などの生体防御作用があることを浮き彫りにしている．

c. 免疫学的記憶

　病原菌に感染したとき，体内ではまずその病原菌に対する抗体がつくられる（一次反応）．その後2度目に感染した場合には，より速く，より多くの抗体がつくられる（二次反応）．免疫系が最初の抗原を記憶していることから免疫学的記憶という（図 19.2）．この例としてインフルエンザ予防注射がある．この予防注射は間隔をあけて2回行う．この理由は，免疫学的記憶を活用して，よりたくさんの抗体をつくらせることが目的である．

　一次反応では最初に IgM 産生が起こり（10 日間程度），しだいに消失する．引き続いて大量の IgG 産生反応が起こる（数か月間）．二次反応では特異的な IgM も産生されるが，抗体産生の増加量のほとんどは大量の IgG である．

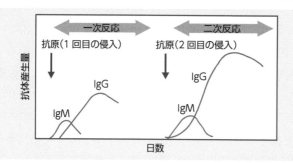

図 19.2 免疫学的記憶

　免疫系とは自己と非自己とを区別し，非自己成分を排除することによって生体の恒常性を維持しようとする機能であり，生体内のほとんどすべての反応に関与している．

　体の中に入ってきたウイルス，細菌，カビ，寄生虫は異物として認識される．そして免疫系の白血球によって破壊される．白血球には異物を貪食するマクロファージやリンパ球などがある．リンパ球には細胞性免疫のT細胞と免疫グロブリン(抗体)が関与するB細胞がある．免疫グロブリンはL鎖とH鎖という2種類のポリペプチド鎖からできており，血液を循環する可溶性抗体である．IgGは通常の免疫における最も主要な抗体である．

　もし生体内で免疫反応が過剰に起こったり，逆に正常にはたらかなくなると，アレルギーや免疫不全状態(エイズなど)を引き起こす．

問題　免疫・生体防御に関する記述である．最も適当なのはどれか．1つ選べ．

[第35回管理栄養士国家試験問題40]

(1) 唾液は，分泌型IgAを含む．

(2) B細胞は，胸腺で成熟する．

(3) T細胞は，免疫グロブリンを産生する．

(4) アナフィラキシーショックは，IgGが関与する．

(5) ワクチン接種による免疫は，受動免疫である．

20. 生体リズム

20.1 体のリズムとは

体には生まれたときから "体内時計" がセットされている．活動と睡眠，体温，血圧，エネルギー代謝をはじめ，学習や仕事の能率，スポーツ競技をするときの体調，その日の気分や欲望まで，"体内時計" が刻むリズム的機構によって調節されている．

時々刻々と移り変わる生活環境にうまく慣れるために，恒常性と違った独特の生体リズムをもち，これは重要な体のしくみの一員である．

私たちの体には，日周リズム，週内リズム，月周リズム，季節的リズム（年周リズム），超短日リズムなど5つの重要な体内リズムをもっている．

A. 1日のリズム：サーカディアンリズム

体のリズムの中で，最もよく知られているのは1日のリズムである．私たちの健康は，さまざまな日周リズムが調和を保つことで維持されている．表20.1にはヒトにおける日周リズムのレベルが最高値を示す時間帯をまとめてある．

表 20.1　ヒトにおける日周リズム

	最高値を示す時間帯
運動能力	夕方
記憶力	正午ころ
体温	午後3時ころ
酵素消費量	夕方
免疫機能	夕方
ヘマトクリット	朝
肺活量	夕方
尿量	昼すぎ

体の "体内時計" によって支配されている日周リズムは 20 歳代には 25.6 時間で, 60 歳になると 24.3 時間である.

体内時計の日周リズムは年齢が進むにつれて短くなり, 体温などのリズムの多くは, その振幅(最高と最低の差)が年をとるにつれて小さくなり, 消失することさえある. 健康と若さを保つ秘けつは 1 日のリズムが短くなったり, 弱まったりしないようにすることである.

B. 週のリズム

自然界には 1 年(地球の公転), 1 日(地球の自転と月の出), 1 か月(月の公転)という循環プロセスの基準があり, 1 週間にはそのようなものはない. しかし, 月の 1 回転, つまり新月, 上弦, 満月, 下弦などの陰暦を 4 等分すると 1 週間に見たてることができる. 週のリズムは血圧, 心拍, 口腔温で見いだされている. 図 20.1 は健常者における 1 日のエネルギー摂取量とエネルギー消費量の週内リズムである. 水曜日は食欲と仕事のエネルギーが一番ピークである. 休み明けの月曜日と休み前の金曜日が活動量も食欲も低下し, 能率の悪い日である.

C. 月のリズム

ヒトの月周リズムでよく知られているのが, 女性の月経周期である. 月経という現象を演じる主役は, 下垂体の前葉から分泌される卵胞刺激ホルモン(FSH)と黄体形成ホルモン(LH), また, 卵巣から分泌されるエストロゲン(女性ホルモン)とプロゲステロンの 4 つのホルモンである. これらのホルモンがそれぞれ周期的に変化し, 28 〜 30 日の周期で月経サイクルを維持している.

男性にも月周リズムがあり, 体重, 肺活量, 握力は 1 か月ごとに増減し, ひげの伸びるスピードも同様である.

昔から, ヒトと動物は満月に妊娠することが多く, 280 日(十月十日)で生まれるヒトでは妊娠した同じ満月に出産が増加することが知られている.

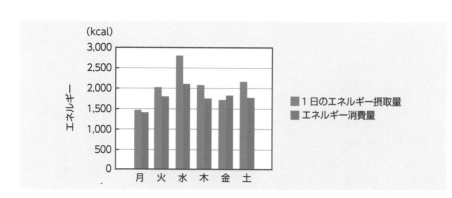

図 20.1 1 日のエネルギー摂取量とエネルギー消費量の週内リズム
[資料：J.V.G.A. Durnin, *J. Physiol.*, **156**, 294– 306 (1961)]

D. 季節のリズム

　春，夏，秋，冬の四季に適応した季節の体内リズムがある．ヒトのあらゆる生命現象に季節的変動はつきものである．子どもは冬より夏に速く成長する．夏は冬に比べて尿中に排泄されるカルシウムが少なく，骨格の伸長速度が多少速くなる．表 20.2 は女子大学生の骨密度の季節的変化で夏がピークである．体の防御機能である免疫にも季節的変化がある．ヒト血液中のリンパ球や免疫グロブリンは冬季に低く，夏季に高い季節的リズムを示す．広島市内の野球部員（高校生）を対象に運動能力や体力テストを行ったところ，運動能力は，春から夏にかけてピークになり，シーズンオフの初冬には低下した．したがって，肺や筋肉のはたらきが最もよい夏はスポーツでもベスト記録を達成する場合が多いのも当然かもしれない．

　しかし，夏には食欲がなくなり，消化吸収のはたらきも弱くなることは日常よく経験する．膵外分泌のキモトリプシノーゲン，アミラーゼとリパーゼのはたらきが蒸し暑い夏に著しく低下する．実りの秋になるとすべての消化管機能が亢進して食欲も増進する．図 20.2 は女子大学生の体脂肪率を 1 年間にわたり測定した結果である．体脂肪率は夏に低く，冬に高い．特に秋口の 9 〜 10 月ころになると急激に上昇する季節的リズムが認められた．"食欲の秋"によって体脂肪が増加するので肥満防止のためには"スポーツの秋"，"読書の秋"を実行して，筋肉や脳のエネルギー消費を高めることが肥満防止にも有効である．

E. 90 分のリズム

24 時間よりももっと短い間隔で繰り返す体のリズムはウルトラディアン（超短

表 20.2　骨密度の季節的変化（$n=14$, $p<0.05$）
スティフネス値は骨密度を評価するときの指標.

	7月	11月
スティフネス値	86.3 ± 3.5	83.9 ± 3.0

図 20.2　体脂肪率の季節的変動（女子大学生，5 名）

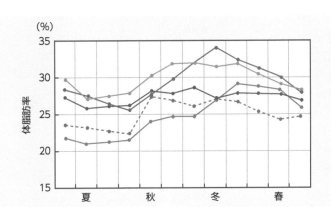

日)リズムとして知られている.

　睡眠は 90 分の周期で，①ウトウト，②いびきをかく，③ノンレム睡眠，④レム睡眠の順で繰り返される.この睡眠リズムの単位を，ヒトは 1 晩に 4 ～ 5 回繰り返して眠っている.また，ヒトの集中力の持続時間は，だいたい 90 分ぐらいである.仕事や勉学を集中して行える時間がほぼ 90 分周期になっており，無理して 90 分以上続けると次の仕事にマイナスである.また，この集中力の周期はストレスや睡眠不足によって短縮される.脳のエネルギーが 90 分ごとに不足気味になるので空腹感も 90 分周期で訪れる.脳のエネルギー源は糖分なので，コーヒーブレイクに砂糖を加えるかあめ玉を補給すると非常に効率がよくなる.タバコを吸う人はこの空腹感に襲われると，無意識にタバコに火をつける.しかし，続けざまにタバコを吸ったり，何度も何かを食べたりすることはストレスの強いときに起こるが，もちろん健康にもよくない.

20.2 内分泌・代謝リズム

　生物の行動(睡眠と活動，摂食など)や生理機能(血圧，体温，尿排泄など)の日周リズムに対応したいろいろな内分泌・代謝リズムが存在する.
　血糖の調節にも日周リズムがある.食事をすると血糖値は上昇し，それととも

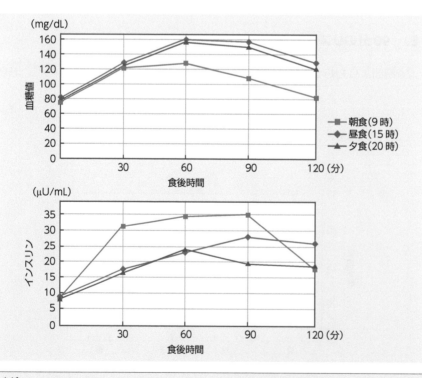

図 20.3　50 g の糖質負荷をしたときの血糖と血中インスリンの摂食時刻による差
[資料：K. G. Alberti *et al.*, *Isr. J. Med. Sci.*, 11, 571−580 (1975)]

ヒトはなぜ夢を見るか

今朝見た夢を，あなたは覚えていますか．夢はときどきしか見ないという人でも，それは朝起きたとき，覚えていないだけ．ヒトは毎日必ず2時間くらいは夢を見る．「なぜ夢を見るのか」いろいろな仮説がある．"忘却"説は，もしすべてを記憶していたら頭の中はパンクしてしまうので，脳は不要な情報を消しているという．その消去が夢である．

逆に"記憶"説は貴重な情報を夢で再生することで脳がしっかり記憶するという．少なくとも夢を見る眠り"レム睡眠"が記憶力を回復させる．記憶力中心の試験をすると朝と夜では朝のほうが正解率が高い．夜，1日の頭脳活動で疲れが出た記憶力が睡眠によって再生されるからである．"レム睡眠"をカットして1晩眠ってもらうと記憶力の回復が遅い．ヒトは夢を見ながら自分のメモリーを整備している．

に膵臓のランゲルハンス島B細胞からインスリンが分泌される．インスリンは肝臓のグリコーゲン合成系ならびに解糖系の酵素活性を高めるだけでなく，筋肉と脂肪組織のグルコース利用を促進して血糖値を元の空腹レベルまで低下させる．図20.3は朝（9時），昼（15時），夜（20時）のそれぞれに50gの糖質を経口摂取させて，血糖と血中インスリンの摂食時刻の違いについて調べた結果である．

朝食時のインスリン分泌と耐糖能が高いので，摂食による血糖上昇はゆるやかである．逆に，昼食時と夕食時のインスリン分泌が弱いので血糖値は高いままである．朝食時に耐糖能が優れている理由は，①摂食に伴うインスリン分泌に関与する副腎皮質ホルモンが朝方に高いことと，②インスリン分泌に対して副交感神経系は促進的に，交感神経系は抑制的に作用するので，自律神経系のリズムが関与していることが考えられる．

20.3 消化管機能の日周リズム

消化吸収のはたらきは食事の量や質によって影響を受けるが，胃・腸の運動や消化酵素の分泌には表20.3の日周リズムがある．

朝早く仕事があるので，どうしても夕食だけが内容も量も豊富になり，しかも，消化管機能のピークが夕食時なので，肥満になりやすくなる．

消化管	ピークを示す時間帯（時刻）	消化管	ピークを示す時間帯（時刻）
味覚（塩辛味，甘味）	朝	二糖類分解酵素	夕方
唾液の分泌	夕方	ビタミン B_{12} の吸収	午後 1 時ころ
胃酸の分泌	午後 8 時ころ	鉄の吸収	朝
膵液の分泌	夕方		

表 20.3　ヒトにおける消化管機能の日周リズム

　生体リズムは，恒常性という生体の機能とともに，生命維持に重要な役割を果たしている．生体リズムには，1 日のリズム，1 週間のリズム，月のリズム，季節的変動と 90 分のウルトラディアンリズムがある．

問題　恒常性（ホメオスタシス）に関する記述である．最も適当なのはどれか．
**　　1 つ選べ．**　　　　　　　　　　　　　　　　　　　　　　　　　　　［創作問題］

(1) 副交感神経の興奮は，消化管運動を抑制する．

(2) 膵液の分泌は，内分泌である．

(3) 体温の日内変動では早朝が最も高い．

(4) ヒトの概日リズム（サーカディアンリズム）は約 12 時間である．

(5) 食物摂取後は，生体における熱産生が促進される．

21. アルコールはどのように体で利用されるか

* アルコールとは炭化水素の水素元素をヒドロキシ基（−OH）に置き換えた物質をいうが，ここではアルコール飲料中に含まれるエタノール（CH$_3$CH$_2$OH）のこと．

アルコール*は日常生活のストレス解消に役立っていることから，薬のように有益だと信じられている反面，なぜ「狂い水」に変化してしまうのであろうか．古来から，酒は「両刃の剣」であった．千利休は「一盃は人　酒を飲み，二盃は酒　酒を飲み，三盃は酒　人を飲む」と語った．この表裏一体のアルコールを理解するには，まずアルコールの生体内代謝について熟知しなければならない．

21.1 アルコールの生理作用と代謝

アルコールは胃酸分泌を高め，食欲を増進する．アルコールは，胃および小腸上部よりすみやかに吸収される．アルコールの濃度が高いほど素早く胃壁を通過して血液に入り，酔いが回るのも速い．たとえば，アルコール濃度が 5%しかないビールは少量の 43%ウイスキー 1 杯に比べて血液に入る速度が遅い．

アルコール代謝の中心は肝臓であり，呼気や尿，汗などの中にアルコールのままで排泄されるのは 2 〜 10%にすぎない．

アルコールはまず胃のアルコールデヒドロゲナーゼで一部が代謝される．この活性は女性で男性より 60%程度低くなっており，加齢によりさらに活性が低下する．大部分のアルコールは肝臓のアルコールデヒドロゲナーゼにより酸化され，アセトアルデヒドとなる．このアセトアルデヒドはミトコンドリアに入ってアセトアルデヒドデヒドロゲナーゼで代謝されて，酢酸になる．

一般に日本人は欧米人に比べアルコールに弱い人が多く，顔面紅潮になりやすい．日本人のアルコールデヒドロゲナーゼは強く，逆にアセトアルデヒドデヒドロゲナーゼが弱いために血中アセトアルデヒド値は高いままで酔っ払ってしまう．

MEOS : microsomal ethanol oxidizing system

アルコール代謝の主経路はアルコールデヒドロゲナーゼで約 80%占める．そのほかに肝ミクロソームのミクロソームエタノール酸化系（MEOS）があり，わず

かであるが，大量に飲酒すると MEOS 活性は上昇し（50～100%の増加），アルコールの代謝に貢献する．

　肝臓のアセトアルデヒドを分解するアセトアルデヒドデヒドロゲナーゼは1型と2型があり，1型はアセトアルデヒドを速く，効率よく分解するのに対して，2型はアセトアルデヒドが高いレベルになって初めて反応が進み，しかも反応速度もゆっくりである．日本人は2型をもっていない人が多く，アルコールに弱い原因になっている．

21.2 アルコールはエネルギーになるか

　図 21.1 に示したように，1分子のアルコールは1分子の酢酸と2分子のNADH（還元型 NAD）になる．肝臓で代謝されるアルコールはまず細胞質に局在しているアルコールデヒドロゲナーゼによってアセトアルデヒドと NADH になる．NADH は直接ミトコンドリアに入れないのでリンゴ酸–アスパラギン酸シャトルを介してミトコンドリアの電子伝達系に入って 2.5 分子の ATP を生成する．

　アセトアルデヒドはミトコンドリアに存在するアセトアルデヒドデヒドロゲナーゼによって酢酸と2個目の NADH ができる．この NADH は直接ミトコンドリアの電子伝達系で 2.5 分子の ATP になる．酢酸はアセチル CoA となり，クエン酸回路で 10 分子の ATP がつくられる．したがって，1分子のアルコールから 15 分子の ATP（10 ATP + 2.5 ATP + 2.5 ATP）がつくられる．

A. アルコールデヒドロゲナーゼ
$$CH_3CH_2OH + NAD^+ \longrightarrow CH_3CHO + NADH + H^+$$
エタノール　　　　　　　　　　　　　　アセトアルデヒド

B. ミクロソームエタノール酸化系 (MEOS)
$$CH_3CH_2OH + NADPH + H^+ + O_2 \longrightarrow CH_3CHO + NADP^+ + 2 H_2O$$
エタノール　　　　　　　　　　　　　　アセトアルデヒド

C. アセトアルデヒドデヒドロゲナーゼ
$$CH_3CHO + NAD^+ + H_2O \longrightarrow CH_3COOH + NADH + H^+$$
アセトアルデヒド　　　　　　　　　　　酢酸

図 21.1　アルコールのおもな代謝経路

21.3 アルコールと脂肪肝

　長期間にわたってアルコールを摂取すると，肝臓に脂肪が蓄積する．この脂肪は脂肪組織からの動員ではなく，どちらかといえば肝臓自身で合成されたものと

表 21.1　アルコール性脂肪肝と脂質異常症における大豆油のリン脂質による抑制効果（雄ラット）

[資料：Navder KP. *et al., J. Nutr.,* **127**, 1800–1806（1997）]

	血中の中性脂肪濃度（mmol/L）	肝臓の中性脂肪値（mg/g・肝）
基本食	0.75 ± 0.06	20.5 ± 3.8
36%アルコール	2.21 ± 0.29	98.1 ± 8.0
36%アルコール食 ＋ 0.3%大豆リン脂質	1.05 ± 0.07	58.5 ± 11.4

食事由来の脂肪である．アルコール摂取による $NADH/NAD^+$ 比の上昇は各栄養素代謝に影響をおよぼし，脂肪合成に不可欠な α-グリセロリン酸の生成を促す．さらに NADH の増加は，クエン酸回路の活性低下と脂肪酸の β 酸化を抑えることと相まって，どんどんと脂肪合成を活発化する．

　アルコール摂取によって増加した肝臓中の中性脂肪はリポタンパク質（VLDL）として血中へ分泌される．それ以上に肝臓の脂肪合成が高まってくると，VLDL の分泌能を上回ってついに脂肪肝になる．大豆油に多いリン脂質は，アルコールの大量摂取による脂肪肝や脂質異常症に有益な抑制効果があると報告されている（表 21.1）．

21.4 空腹時のアルコールはなぜよくないか

　胃が空っぽだとアルコールの吸収は速くなり，少量の飲酒でも血中アルコール濃度が急上昇する．空腹時のアルコールは心不全や膵炎（すいえん）のような慢性疾患の原因になる．特に，血中遊離脂肪酸が上昇している空腹時にアルコールを飲みすぎると，体内でアルコールと脂肪酸が結び付いて有害なエチルエステルになる．

　このエチルエステルは心臓や膵臓にたまりやすいので，すきっ腹にお酒を飲むと心臓病や膵炎を誘発することになる．同じことがお酒のツマミに脂っこいものを食べると起こりやすい．アルコールを飲むときは糖質の多いツマミか食事をいっしょにすると，血中遊離脂肪酸が減少するので，膵臓や心臓への悪影響が少なくなる．

21.5 飲酒に伴う栄養素欠乏

　アルコールは体脂肪の蓄積を促進するので，酒好きに内臓脂肪型肥満が多い．しかし，必要エネルギー量の半分近くをアルコールで得ているものは，逆に，やせており，不健康な状態である．アルコールの過剰摂取は相対的にタンパク質や糖質の不足状態になる．特に葉酸，ビタミン B_1，ビタミン B_6，ビタミン A およ

び亜鉛の欠乏者が多い.

(1) **葉酸**　アルコールは小腸での葉酸の輸送担体を阻害し，アセトアルデヒドは葉酸の分解を促進する.

(2) **ビタミン B_1**　大酒家のビタミン B_1 欠乏は，食事摂取不足とビタミン B_1 の腸管吸収が低下していることによる.　ウェルニッケ脳症をもたらす.

(3) **ビタミン B_6**　アセトアルデヒドはビタミン B_6 のピリドキサールリン酸をタンパク質結合体から遊離させ，尿への排泄を促進する.

(4) **ビタミン A**　肝臓中のビタミン A は，アルコールの大量摂取によって順次低下していく.　ビタミン A が欠乏すると，免疫機能や体力が衰える.　さらに暗いところに目が慣れる暗順応を阻害する.

(5) **亜鉛**　大酒家は亜鉛の摂取不足と尿への排泄増加によって亜鉛欠乏が起こる.　亜鉛欠乏は味覚異常とこれから派生する食欲減退，テストステロン（男性ホルモン）産生を低下させる.

21.6 糖尿病と飲酒

糖尿病患者がアルコールを飲む場合，1 g あたり 7.1 kcal のエネルギーをもっているので，その分だけエネルギー産生栄養素（三大栄養素）のいずれかを少なくしなければならない.　現在，便宜上アルコールは糖質からつくられているので，食事中の糖質を少なくしている.　しかし，アルコールのすべてがアセチル CoA まで代謝され，しかも呼吸商（CO_2/O_2）が約 0.7 であることから，アルコールは脂肪とよく類似している.

スーターら（1992）はヒトの体脂肪や体重調節におけるアルコールの影響を調べた.　アルコールは通常の食事とともに摂取すると，脂質の代謝を節約したことから，アルコールによるエネルギーは糖質より脂肪によるものと思われる.　つまり，糖尿病患者がお酒を飲む場合，食事中の糖質だけを少なくするのでなく脂肪を少し控えるほうが，脂質代謝の改善と脂肪肝の併発を防止するのに好都合である.

> アルコールは生体内でエネルギー源（7.1 kcal/g）になるが，必須栄養素ではない.　さまざまな生理作用を示す.　アルコールの過剰摂取は，種々の臓器に影響を与え，肝障害，膵炎や栄養障害を誘発する.

問題 飲酒に関する記述である. 最も適当なのはどれか. 1つ選べ.

[創作問題]

(1) 健康日本 21（第三次）では,「生活習慣病のリスクを高める飲酒量」を 1 日当たりの純アルコール量で男女とも 40 g 以上としている.

(2) 健康日本 21（第三次）では, 20 歳未満の者の飲酒をなくすことを目標としている.

(3) 一般に日本人は欧米人に比べアルコールに強い人が多い.

(4) 飲酒のアルコールはエネルギーにならない.

(5) 1 日の平均飲酒量が増加するほど, 血圧が低下する.

参考書

- Essential 細胞生物学 原書第5版　中村桂子監訳ほか，南江堂，2021
- ヴォート基礎生化学 第5版　田宮信雄訳ほか，東京化学同人，2017
- 細胞の分子生物学 第6版　中村桂子監訳ほか，ニュートンプレス，2017
- イラストレイテッド ハーパー・生化学 原書30版　清水孝雄監訳，丸善出版，2016
- ひとりでマスターする生化学　亀井碩哉，講談社，2015
- カラー図解 生化学ノート　森誠，講談社，2013
- 好きになる生化学　田中越郎，講談社，2012
- 休み時間の生化学　大西正健，講談社，2010

章末問題の解答

1章(2)，2章(3)，3章(1)，4章(3)，5章(3)，6章(4)，7章(2)，8章(3)，9章(5)，10章(4)，11章(3)，12章(4)，13章(3)，14章(4)，15章(5)，16章(4)，17章(1)，18章(1)，19章(1)，20章(5)，21章(2)

人体の構造と機能及び疾病の成り立ち 生化学 第2版 索引

編者紹介

加藤　秀夫
　1970 年　徳島大学医学部栄養学科卒業
　1977 年　大阪大学大学院医学研究科博士課程修了
　現　在　県立広島大学名誉教授

中坊　幸弘
　1968 年　徳島大学医学部栄養学科卒業
　　　　　京都府立大学教授, 川崎医療福祉大学教授を経て
　現　在　京都府立大学名誉教授

NDC 464　　175 p　　26 cm

栄養科学シリーズ NEXT

人体の構造と機能及び疾病の成り立ち　生化学　第 2 版
　2024 年 5 月 13 日　第 1 刷発行

編　者　加藤秀夫・中坊幸弘
発 行 者　森田浩章
発 行 所　株式会社　講談社
　　　　　〒112-8001　東京都文京区音羽 2-12-21
　　　　　　　販　売　(03)5395-4415
　　　　　　　業　務　(03)5395-3615

KODANSHA

編　集　株式会社　講談社サイエンティフィク
　　　　代表　堀越俊一
　　　　〒162-0825　東京都新宿区神楽坂 2-14　ノービィビル
　　　　　　　編　集　(03)3235-3701

本文データ制作
カバー印刷　株式会社双文社印刷
本文・表紙印刷
製本　　　株式会社ＫＰＳプロダクツ